THE FUN AND RELAXING ADULT ACTIVITY BOOK WITH EASY PUZZLES

INCLUDES WORD SEARCH, ODD ONE OUT, MAZES, FIND THE DIFFERENCES, AND SHADOW FINDER

THIS BOOK BELONGS

____

____

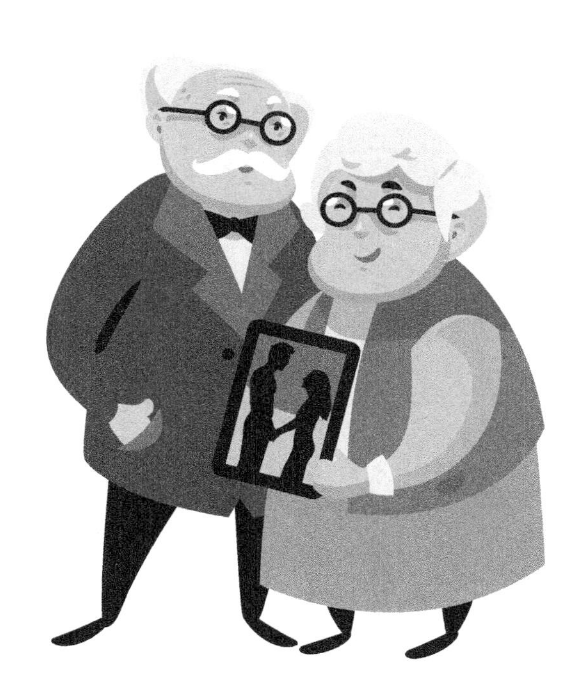

Steven Visual Puzzles Press

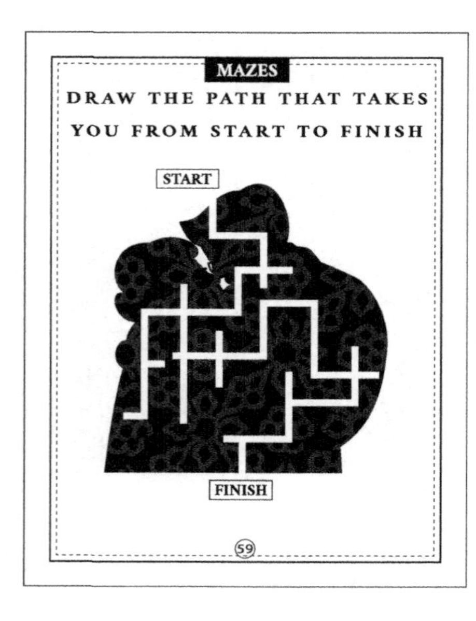

MAZES
DRAW THE PATH THAT TAKES YOU FROM START TO FINISH
START
FINISH
59

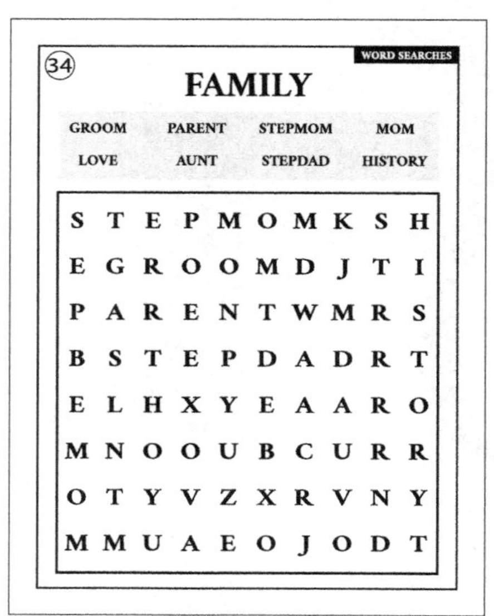

34
WORD SEARCHES
FAMILY
GROOM PARENT STEPMOM MOM
LOVE AUNT STEPDAD HISTORY
S T E P M O M K S H
E G R O O M D J T I
P A R E N T W M R S
B S T E P D A D R T
E L H X Y E A A R O
M N O O U B C U R R
O T Y V Z X R V N Y
M M U A E O J O D T

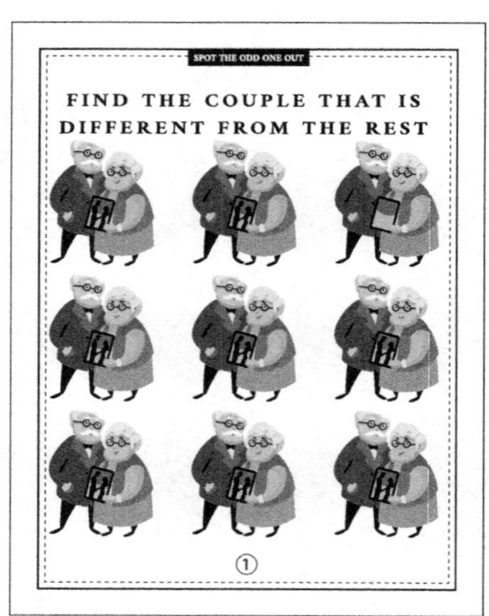

SPOT THE ODD ONE OUT
FIND THE COUPLE THAT IS DIFFERENT FROM THE REST
1

Table of Contents

FIND THE COUPLE THAT IS DIFFERENT FROM THE REST

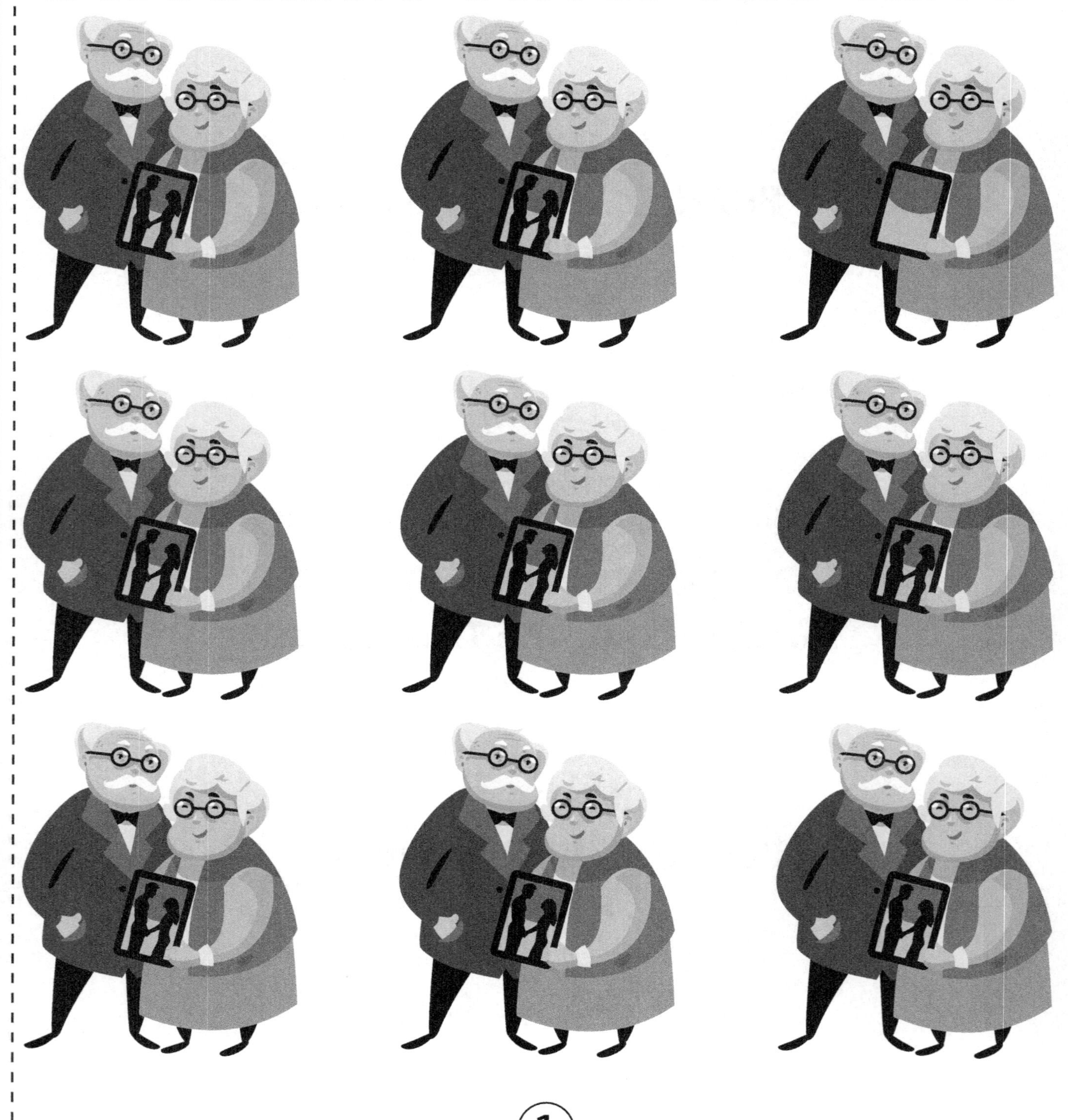

SPOT THE ODD ONE OUT

FIND THE HOUSE THAT IS DIFFERENT FROM THE REST

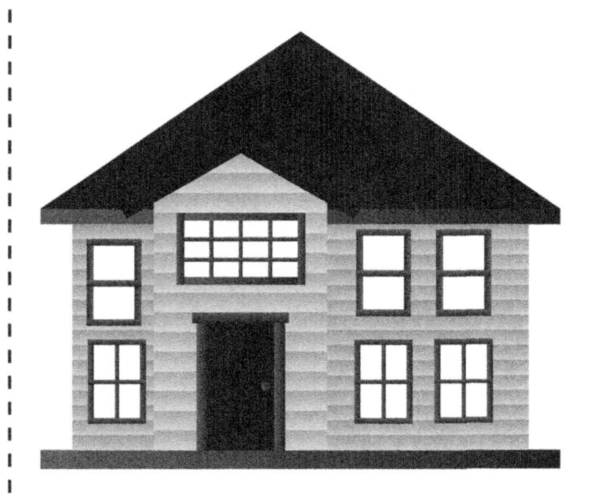

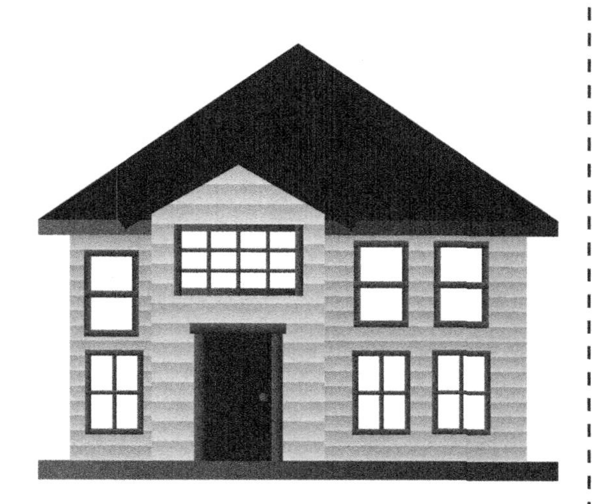

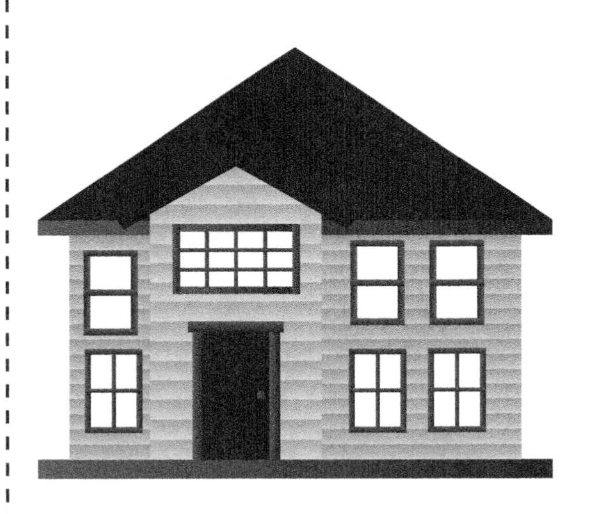

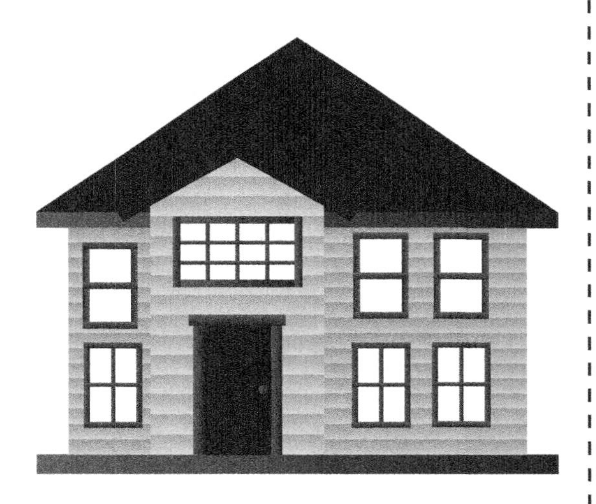

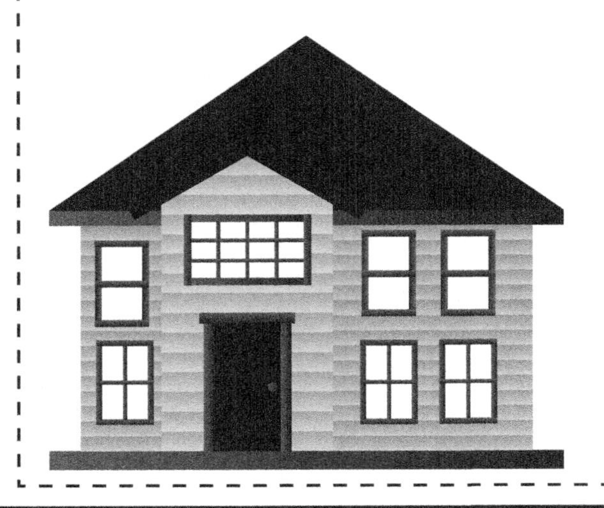

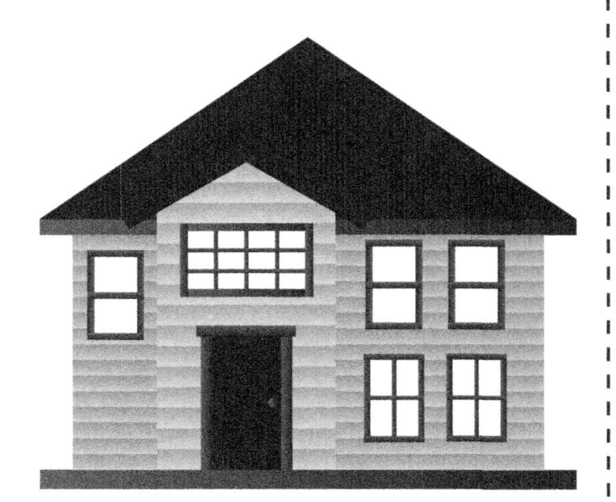

FIND THE SEWING MACHINE THAT IS DIFFERENT FROM THE REST

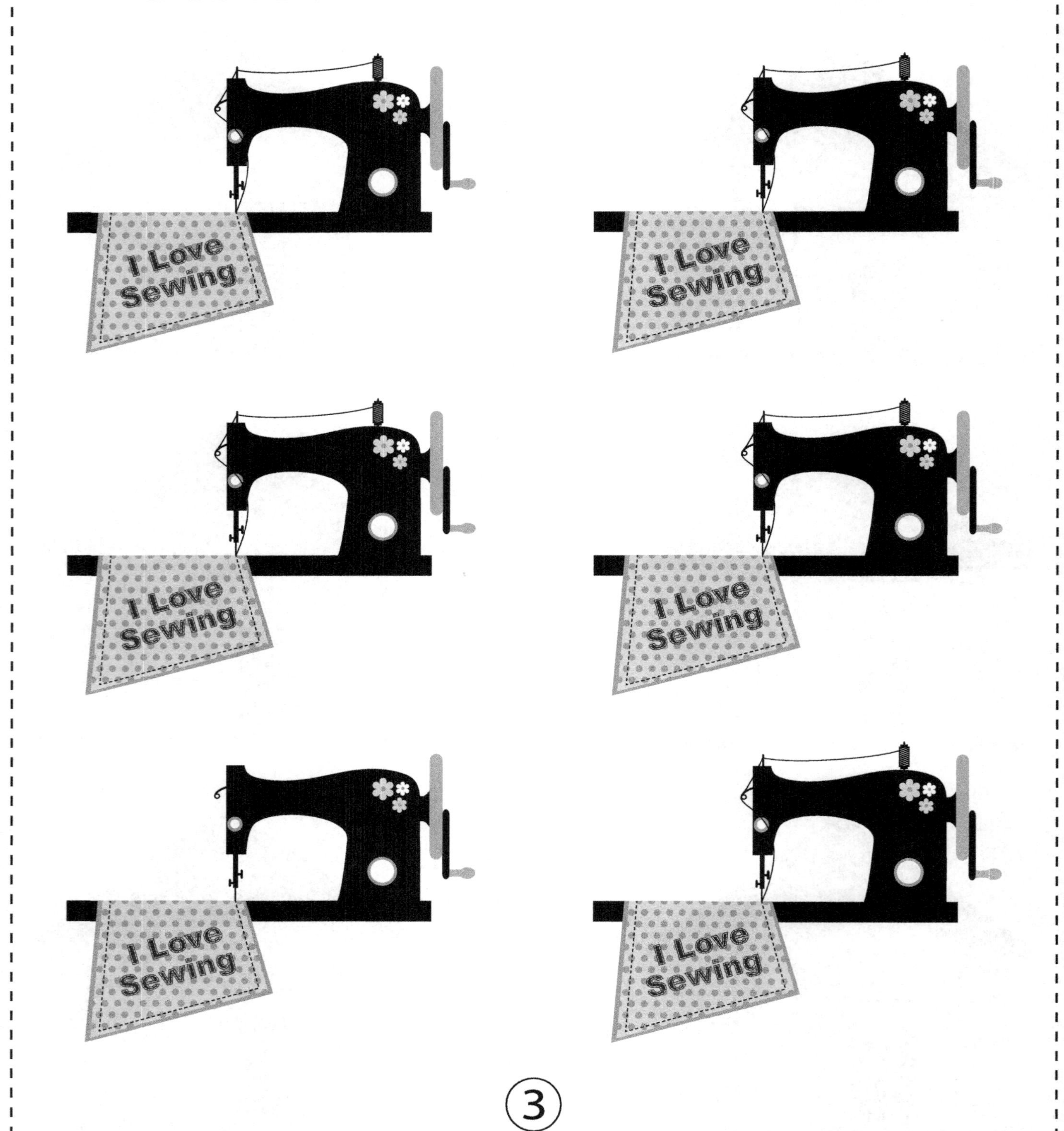

FIND THE CAKE THAT IS DIFFERENT FROM THE REST

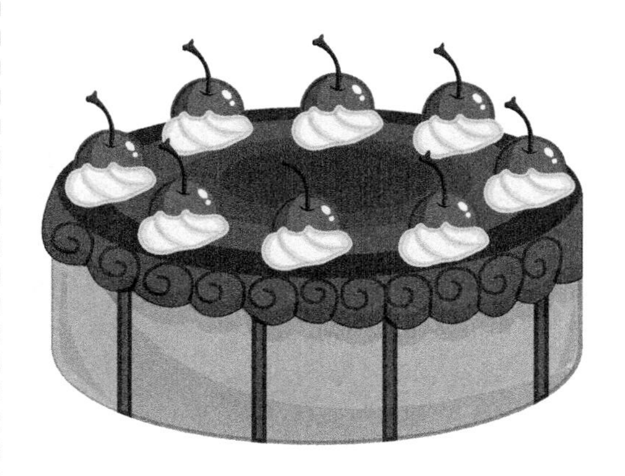
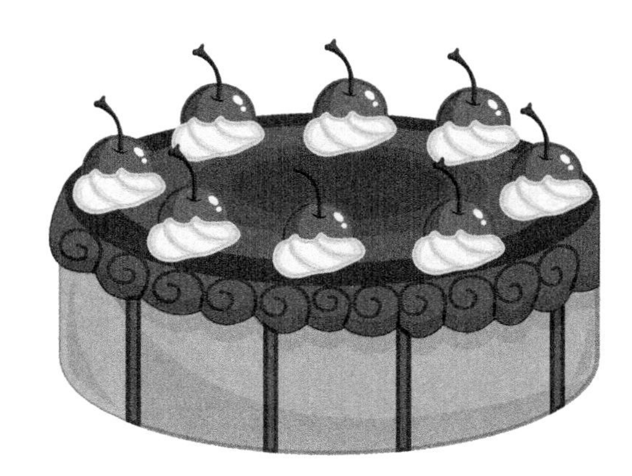
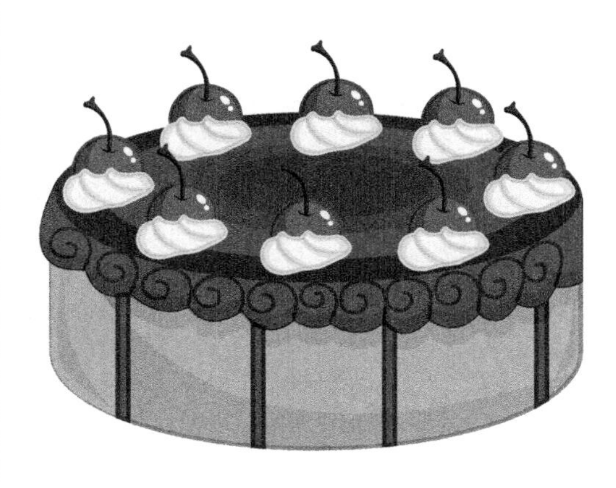
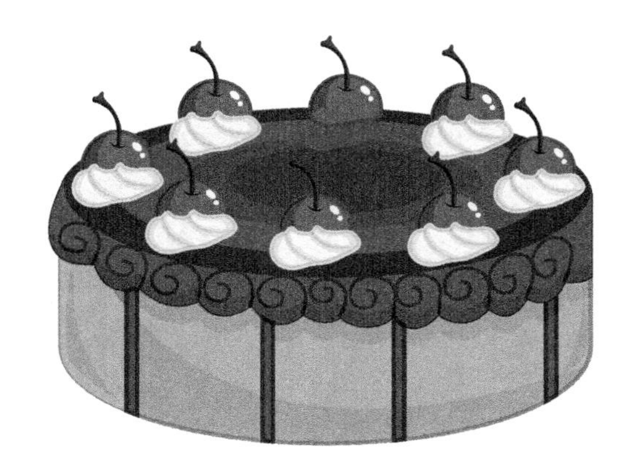
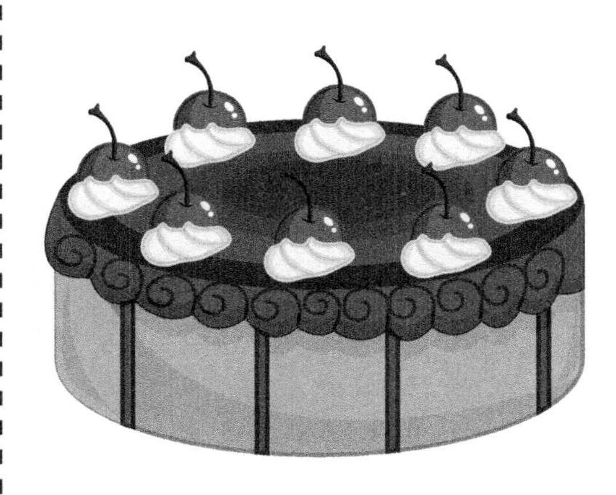
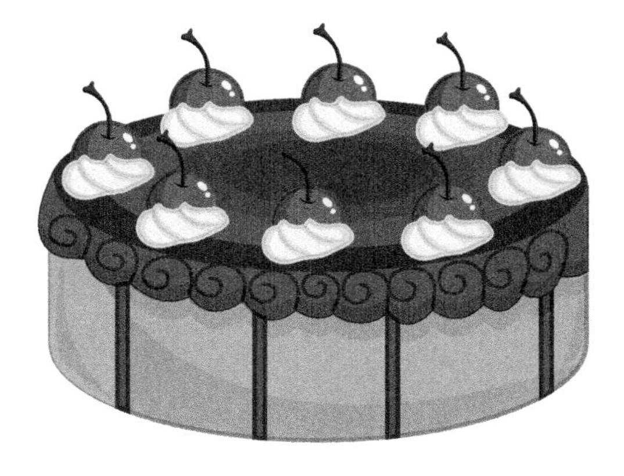

FIND THE TV THAT IS DIFFERENT FROM THE REST

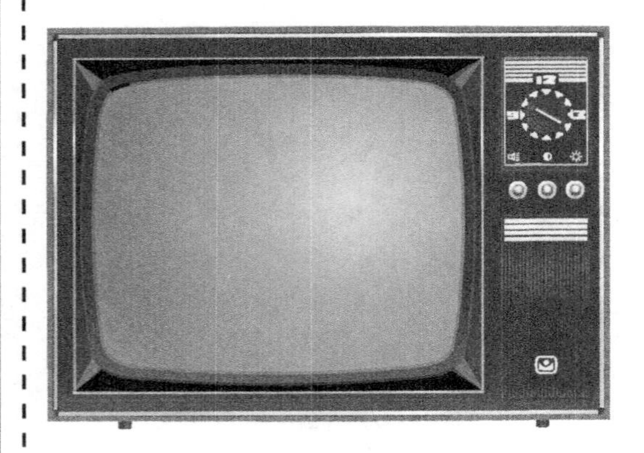

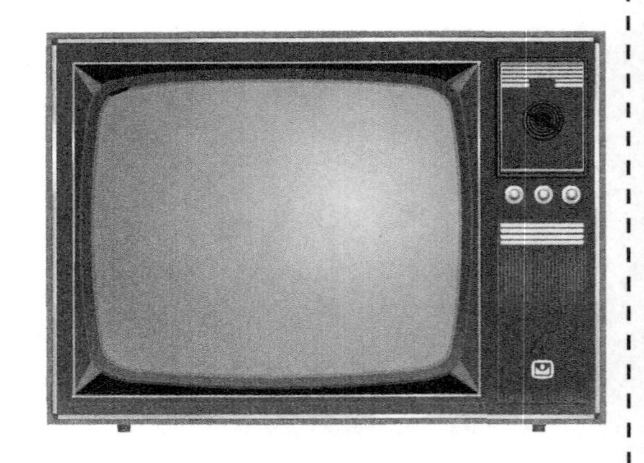

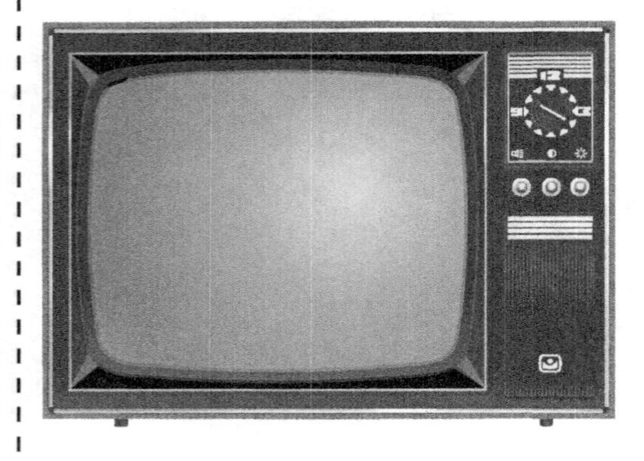

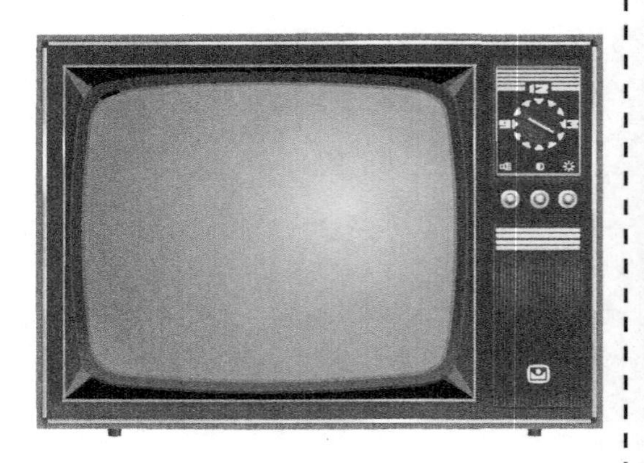

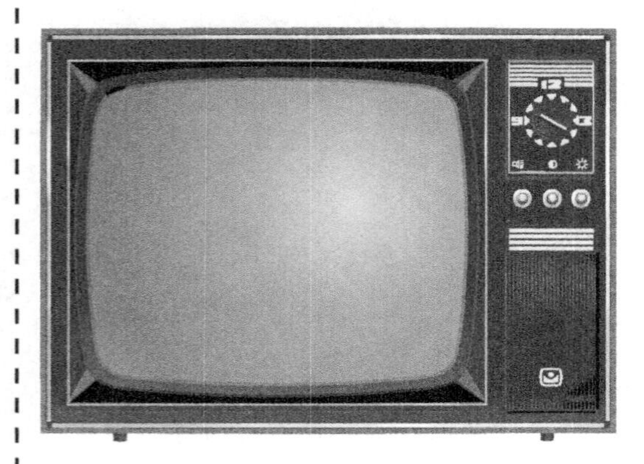

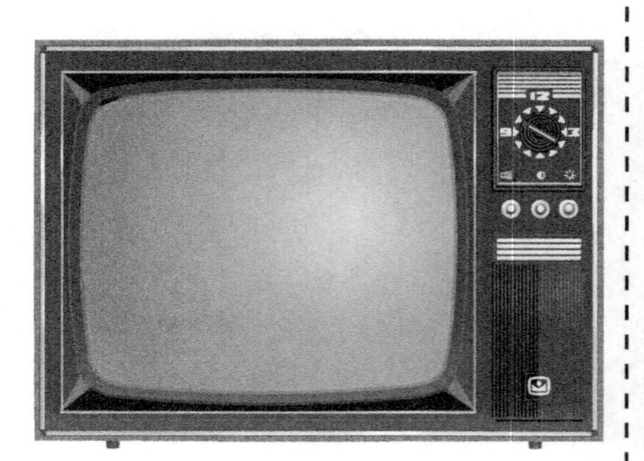

FIND THE CHEF THAT IS DIFFERENT FROM THE REST

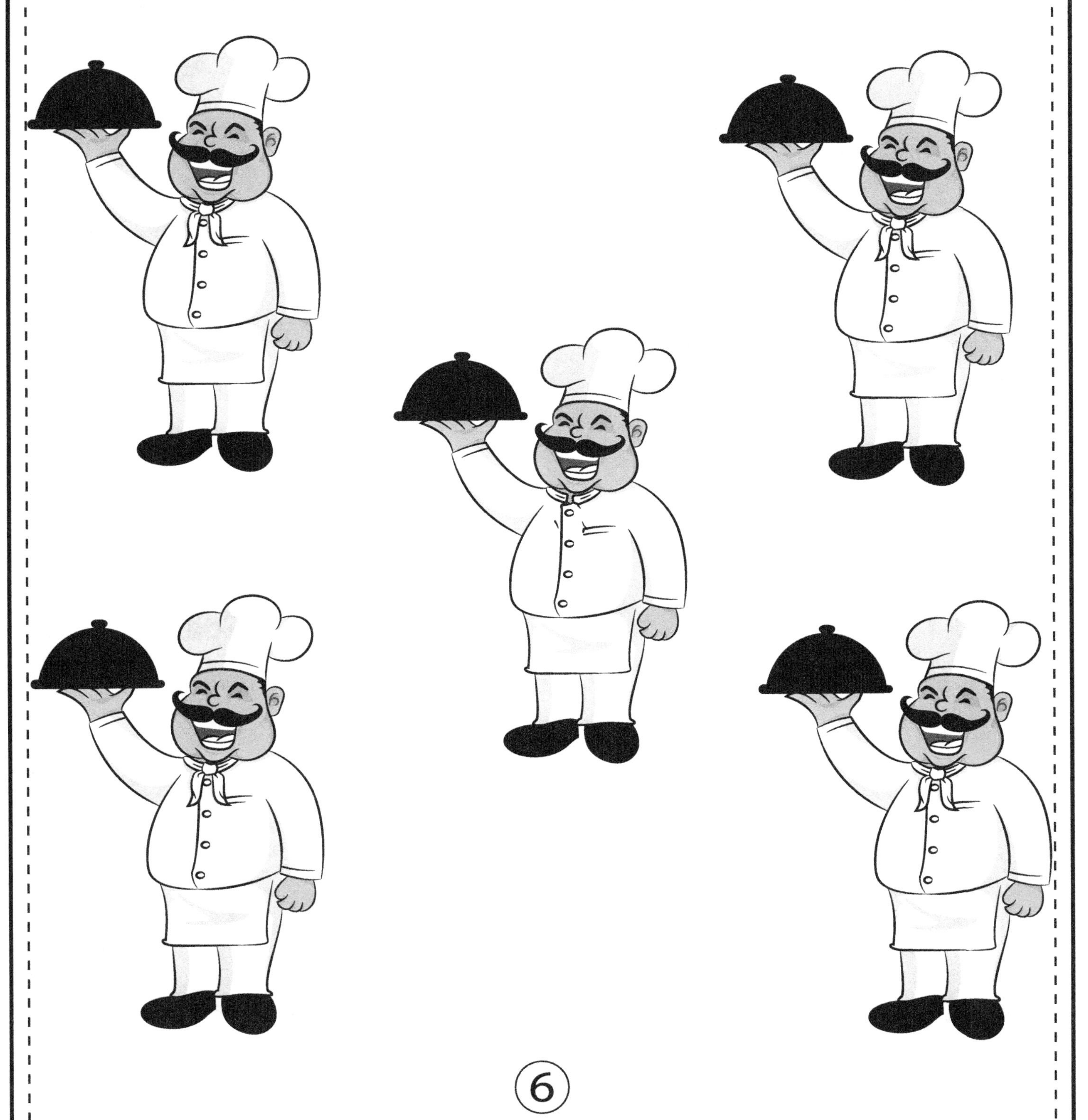

FIND THE TRACTOR THAT IS DIFFERENT FROM THE REST

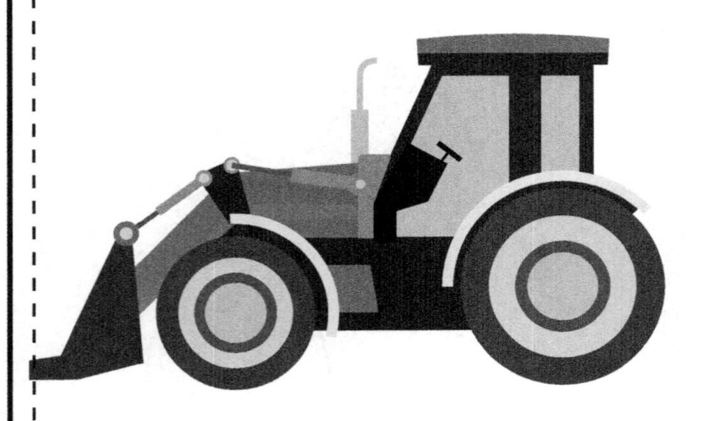

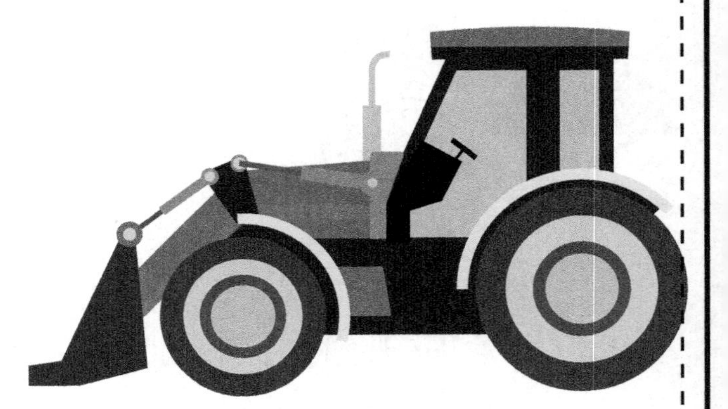

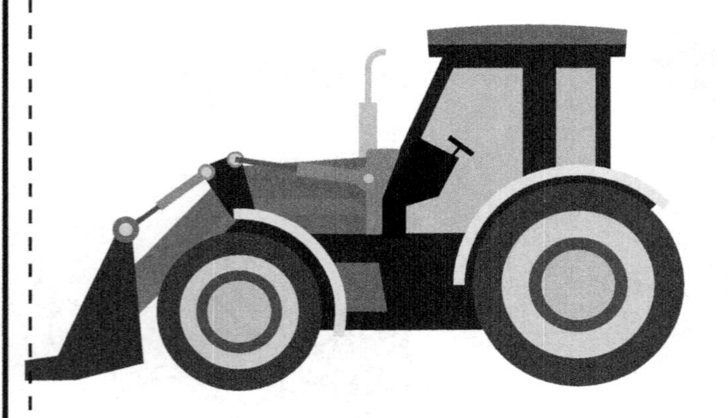

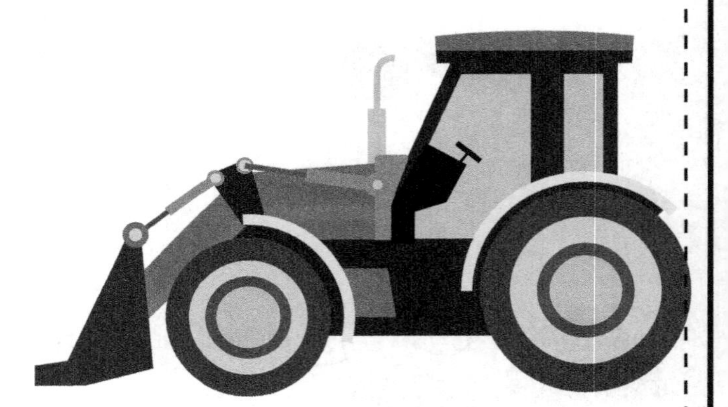

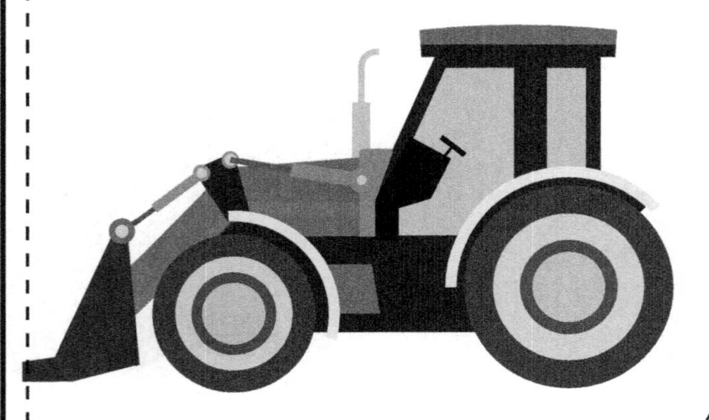

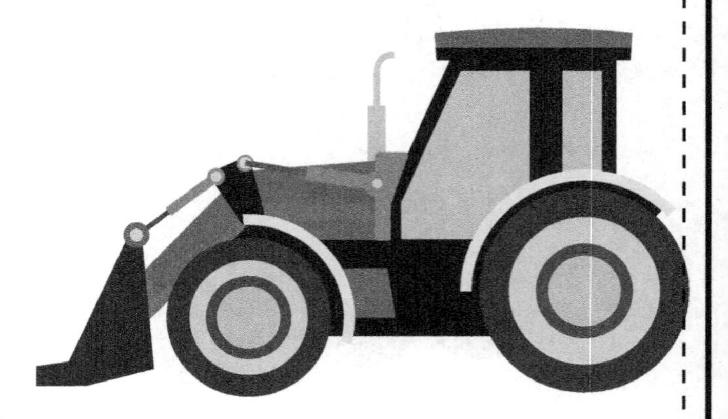

FIND THE BOOK THAT IS DIFFERENT FROM THE REST

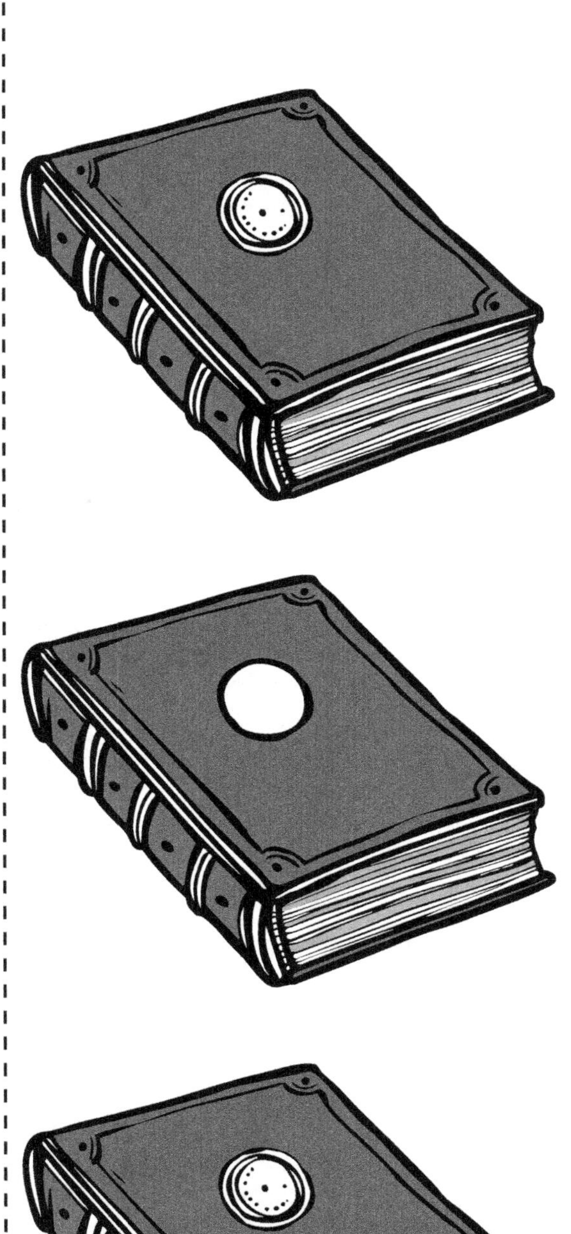

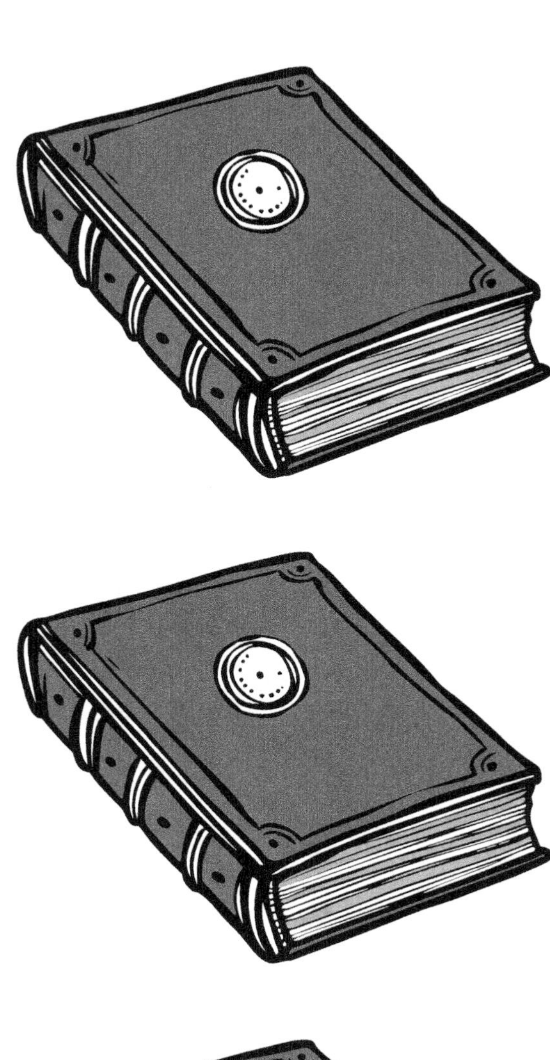

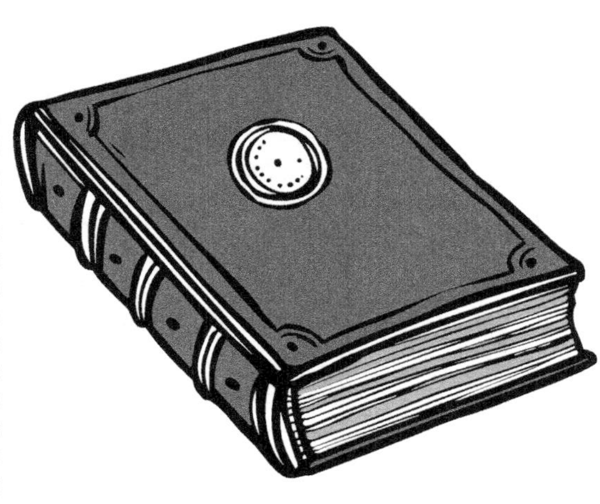

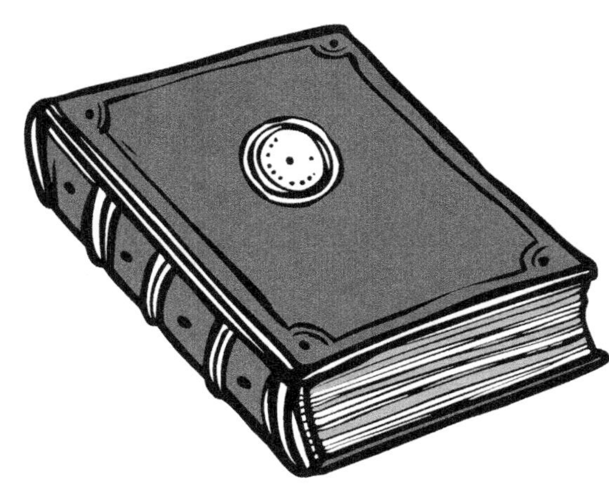

FIND THE DEER THAT IS DIFFERENT FROM THE REST

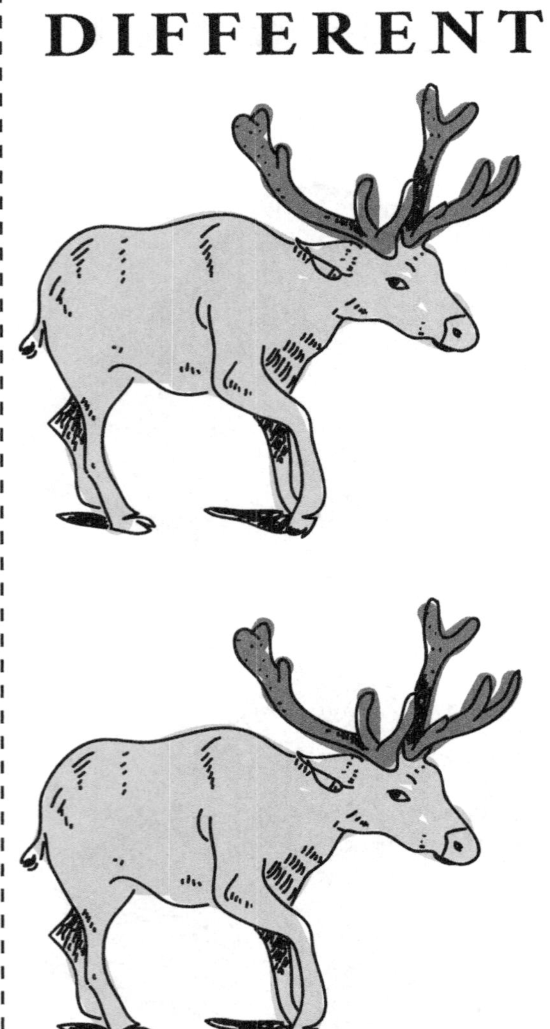
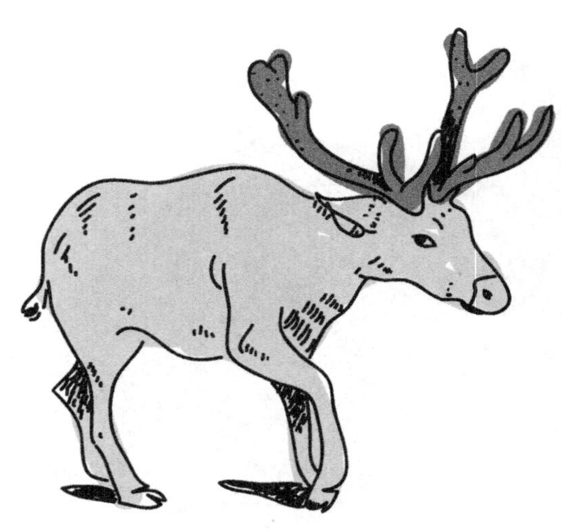
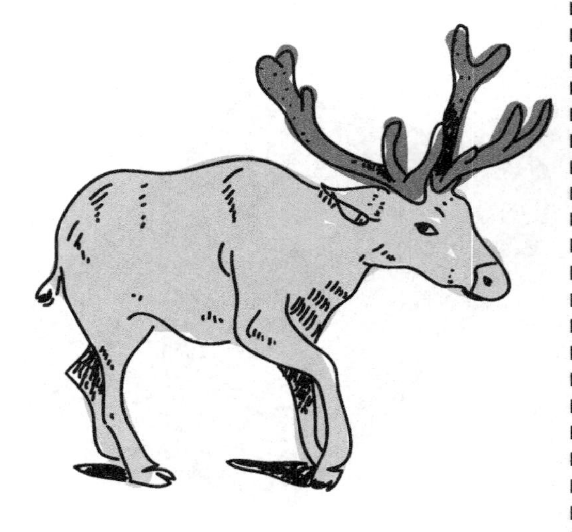
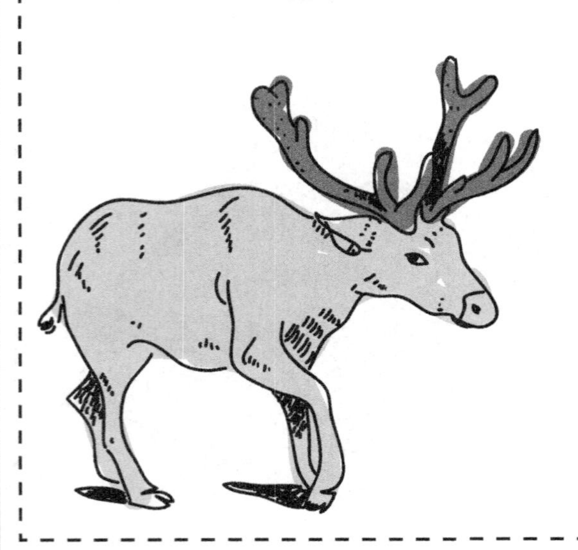
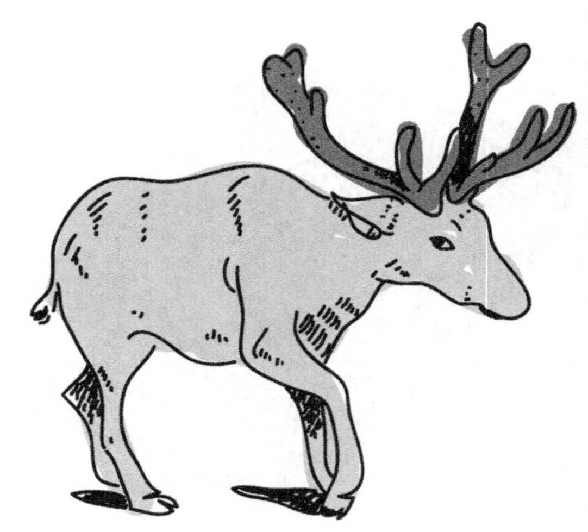

FIND THE TAXI THAT IS DIFFERENT FROM THE REST

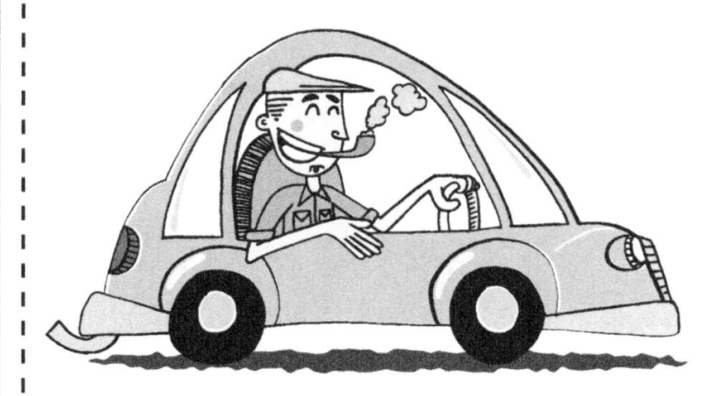

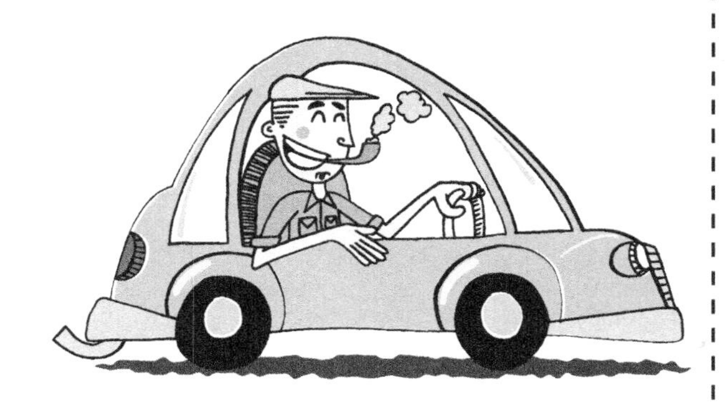

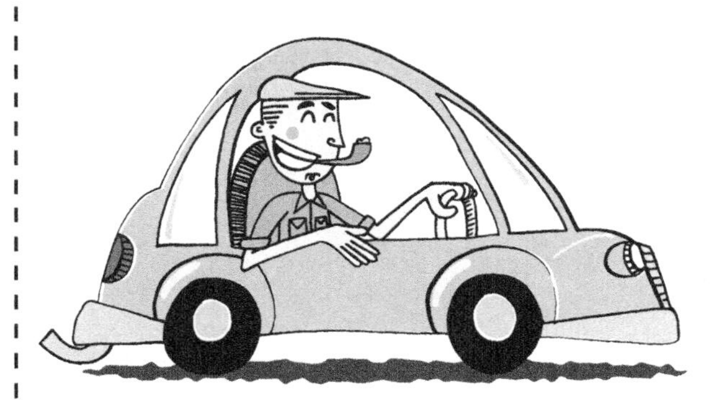

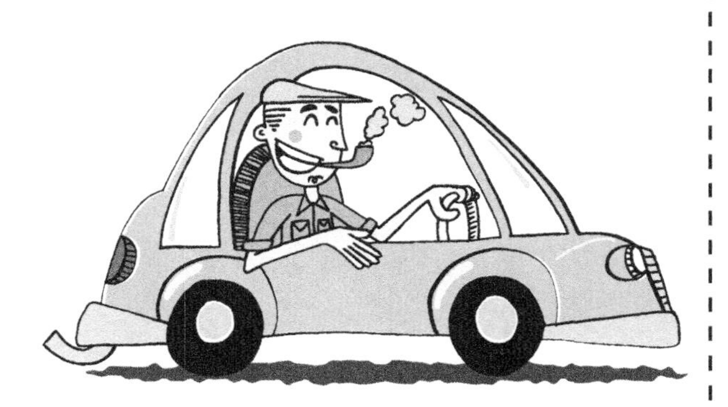

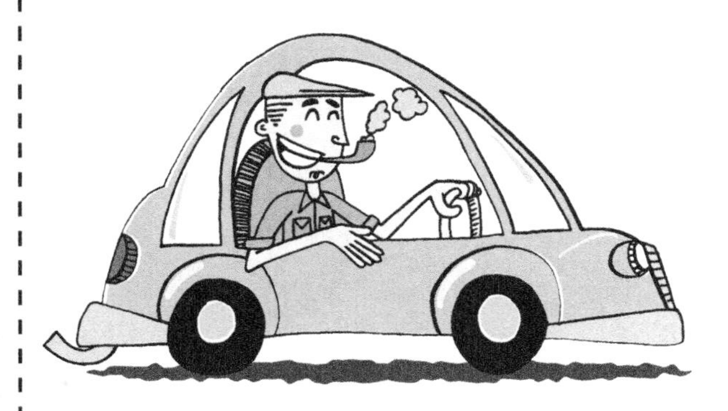

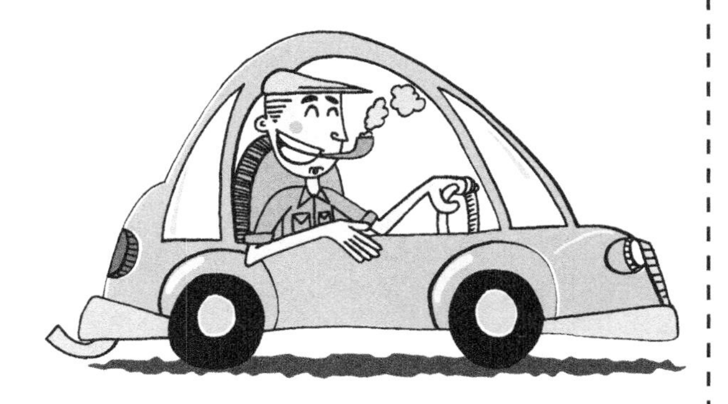

FIND THE GUITAR THAT IS DIFFERENT FROM THE REST

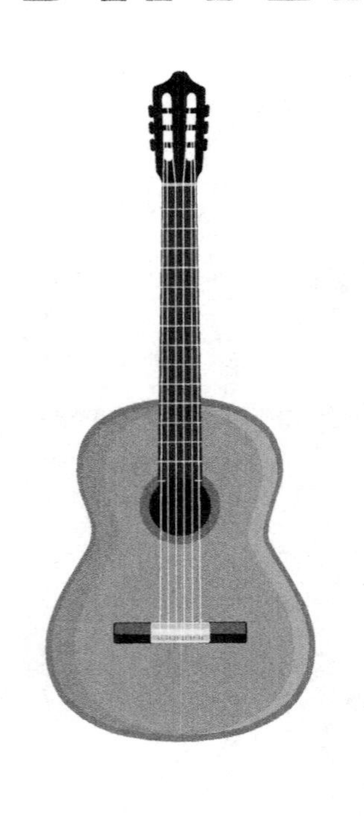
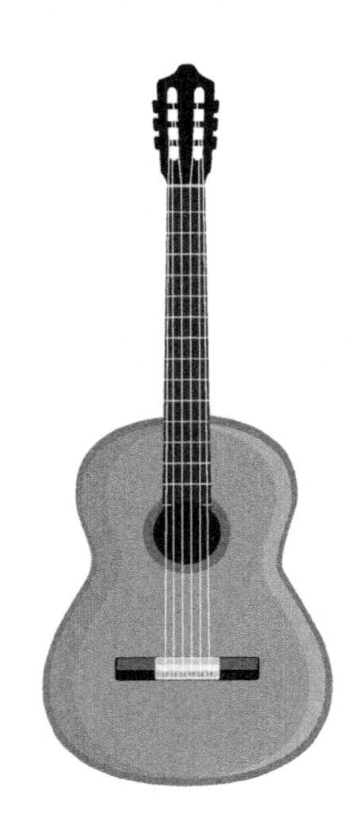
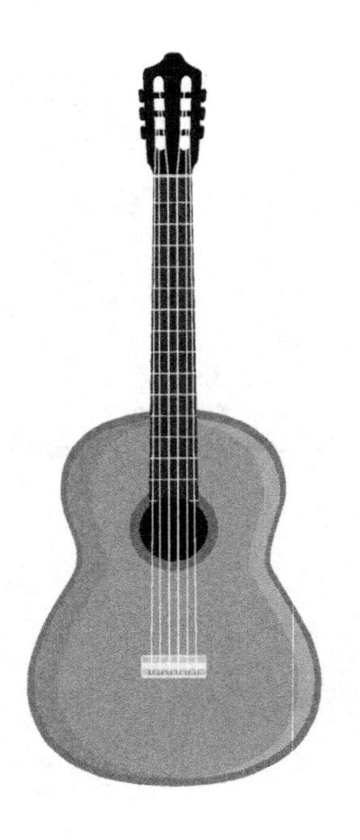
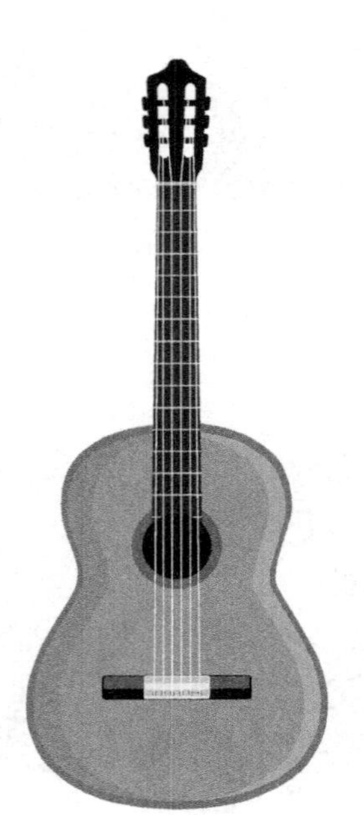
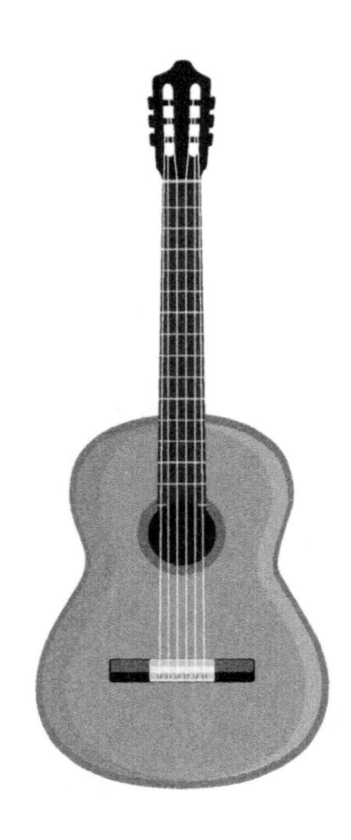
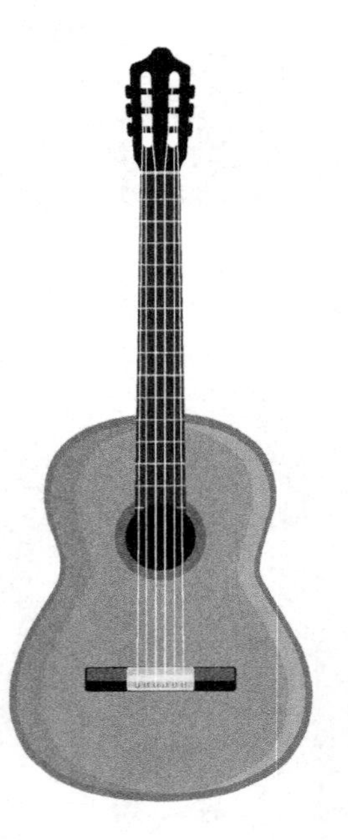

FIND THE JACKET THAT IS DIFFERENT FROM THE REST

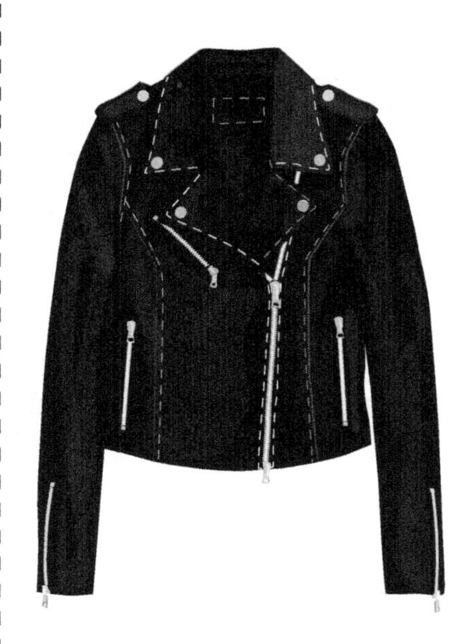

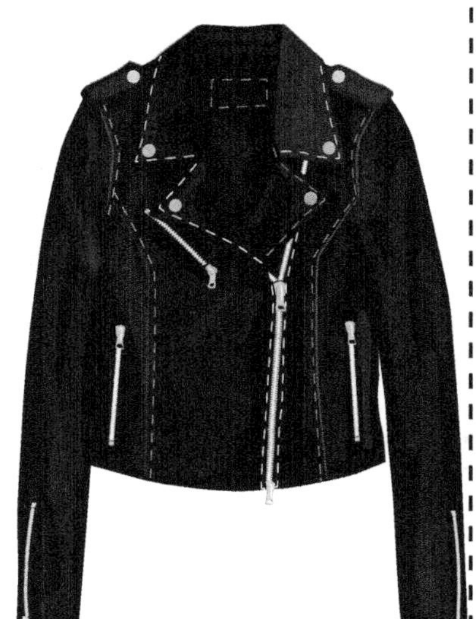

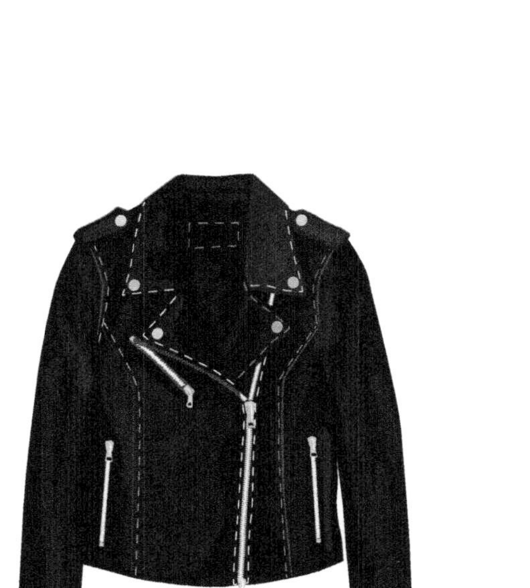

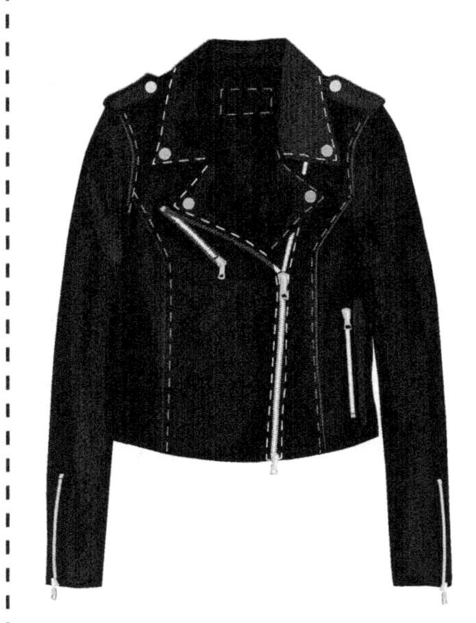

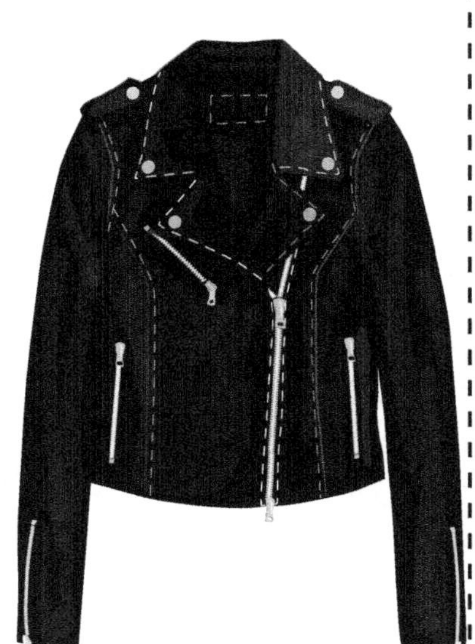

FIND THE OWL THAT IS DIFFERENT FROM THE REST

FIND THE OWL THAT IS DIFFERENT FROM THE REST

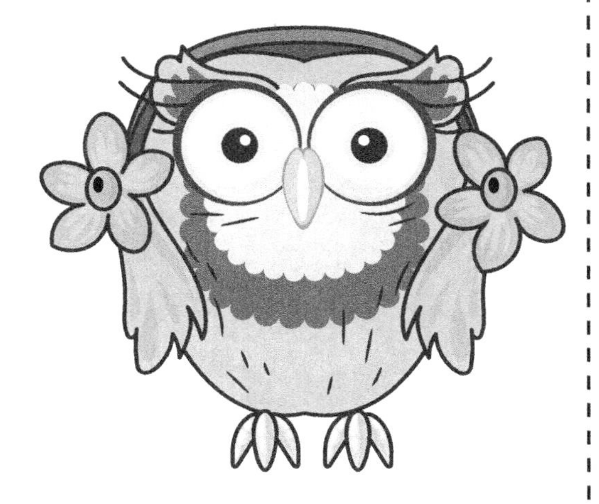

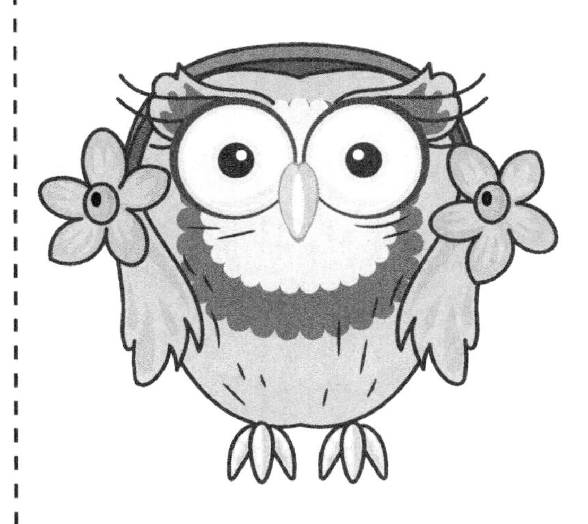

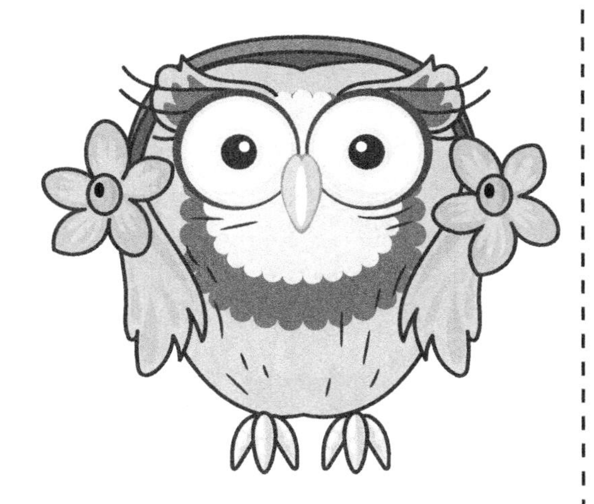

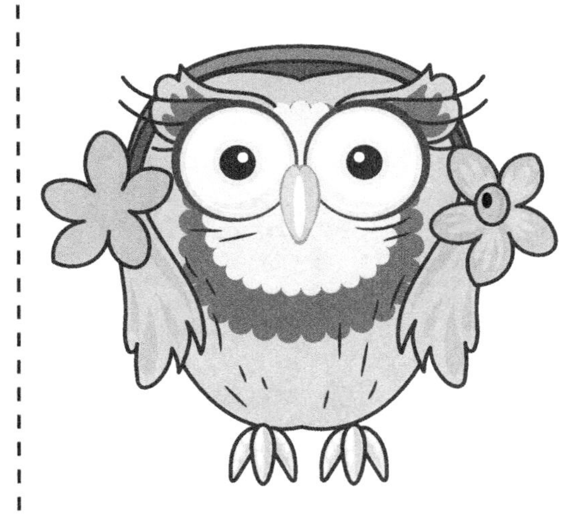

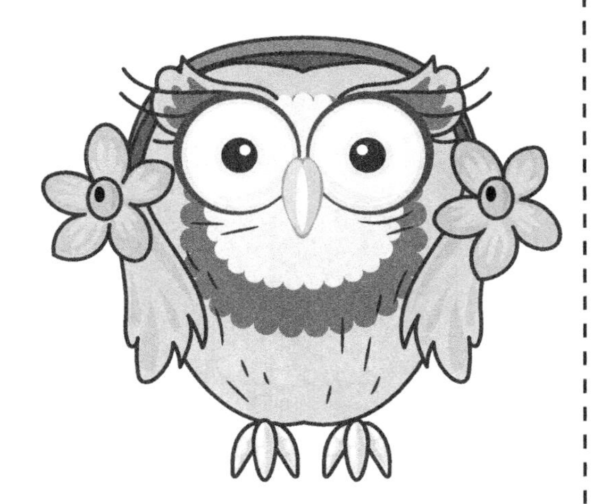

FIND THE BUTTERFLY THAT IS DIFFERENT FROM THE REST

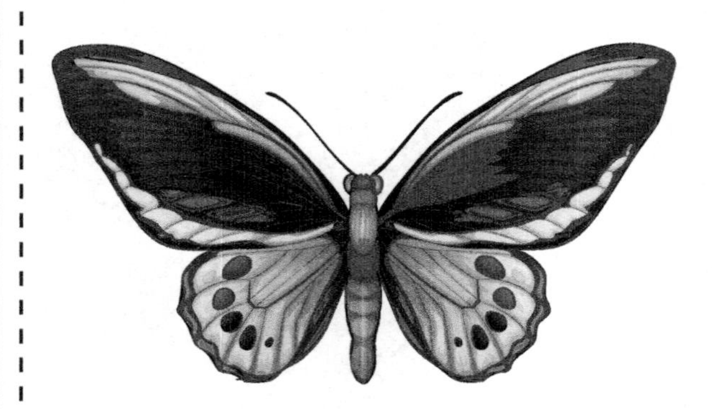

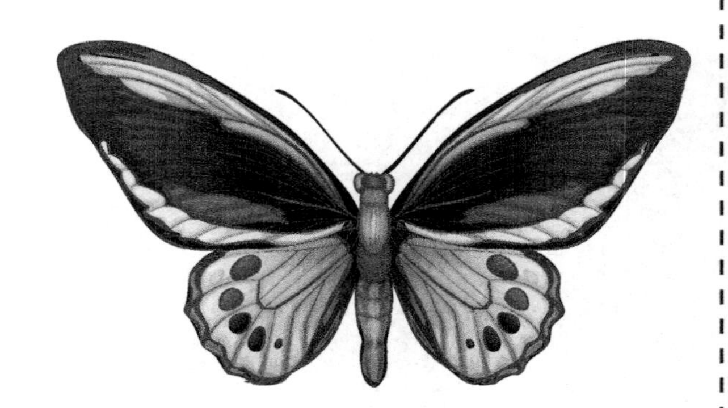

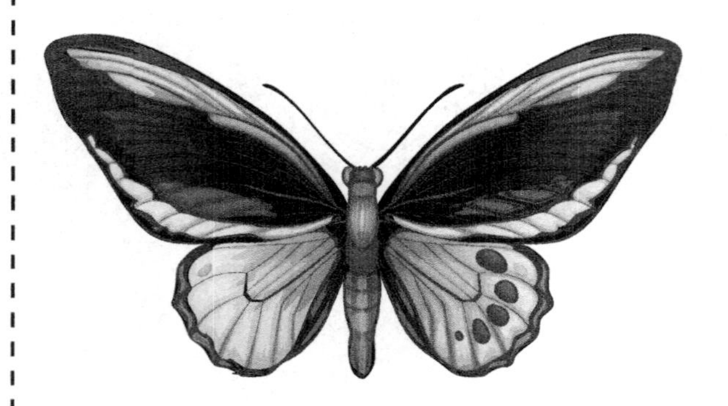

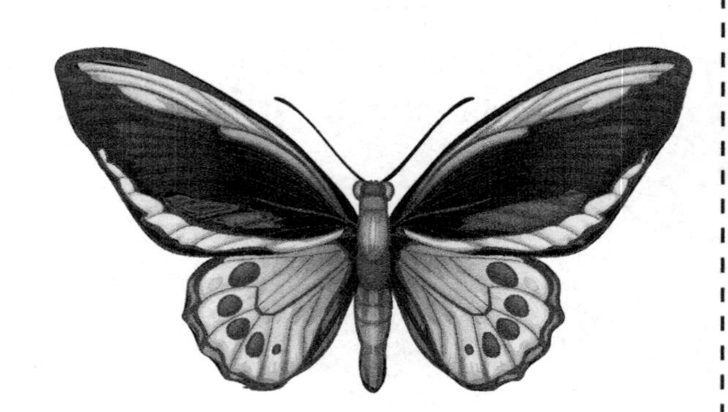

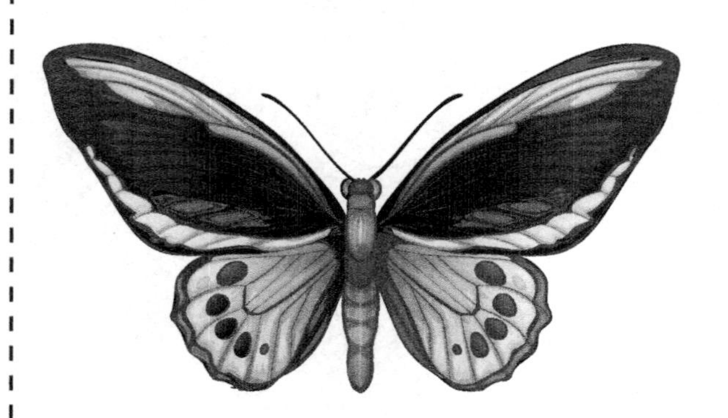

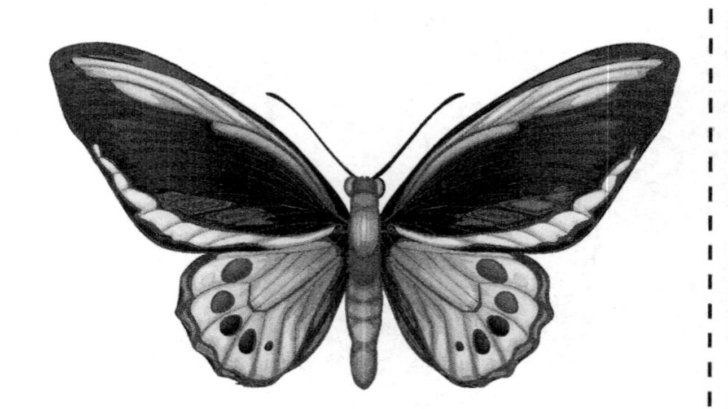

FIND THE ANCHOR THAT IS DIFFERENT FROM THE REST

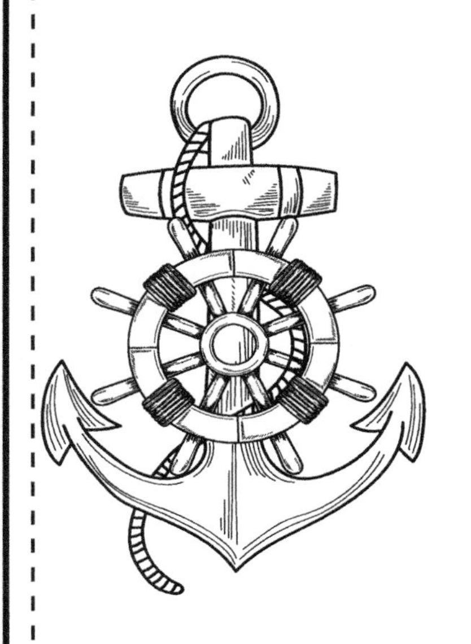
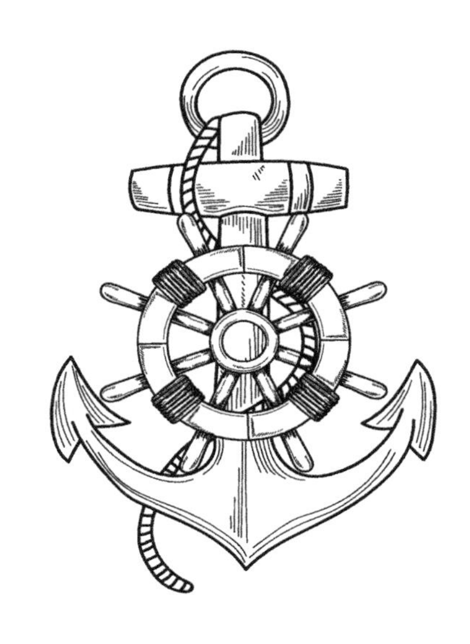
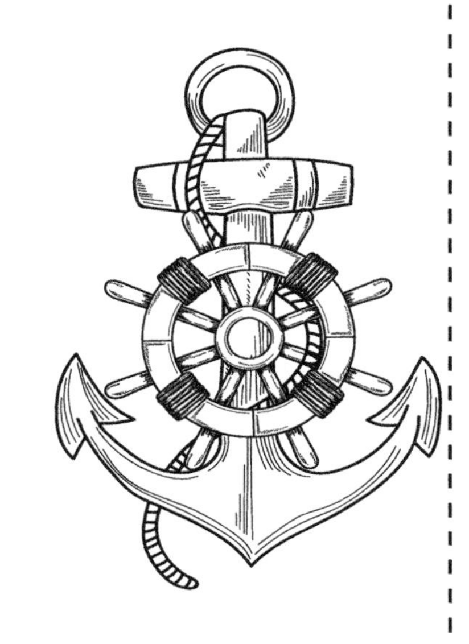
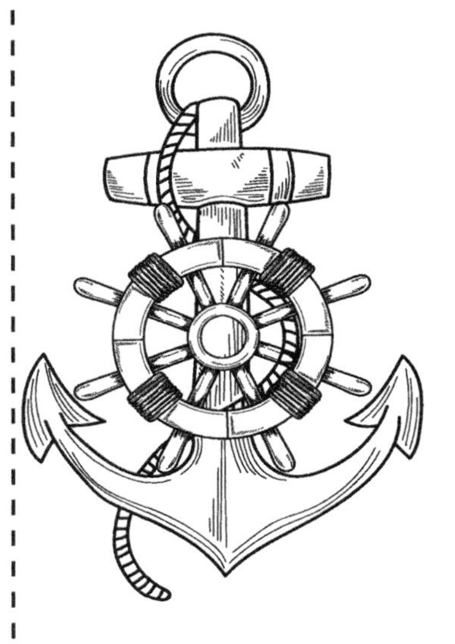
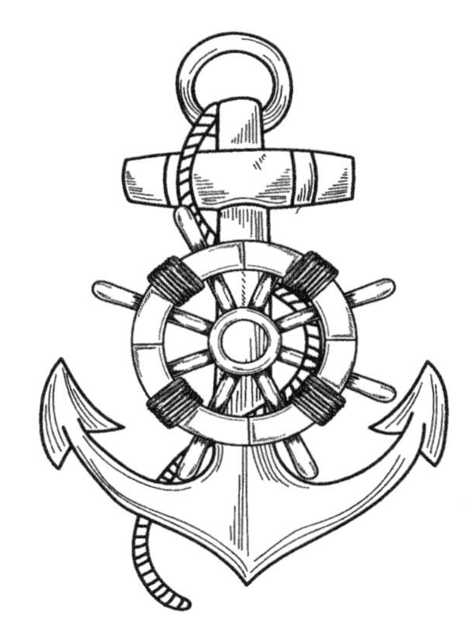
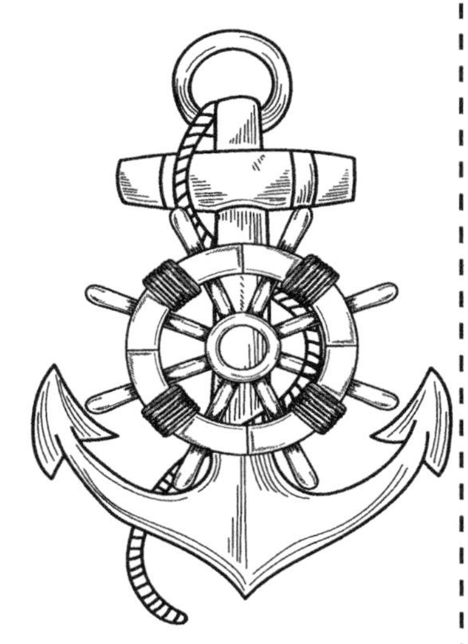

FIND THE CAT THAT IS DIFFERENT FROM THE REST

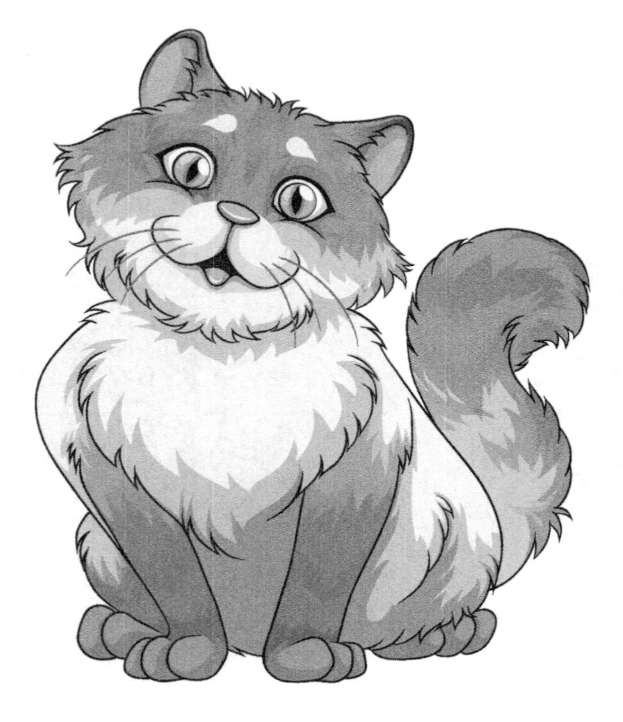

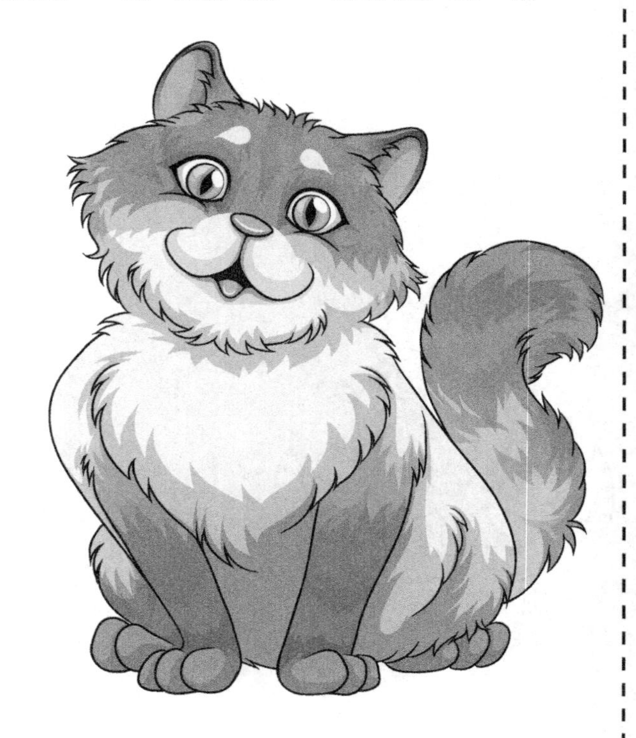

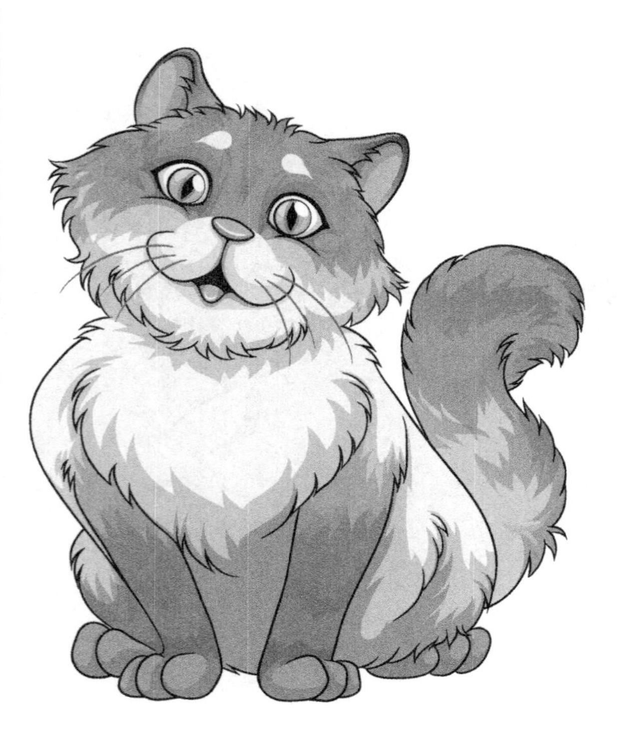

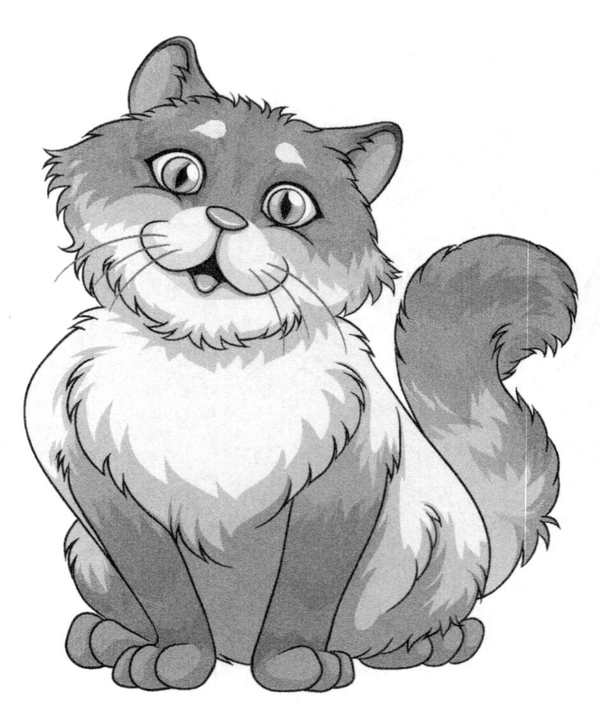

FIND THE NECKLACE THAT IS DIFFERENT FROM THE REST

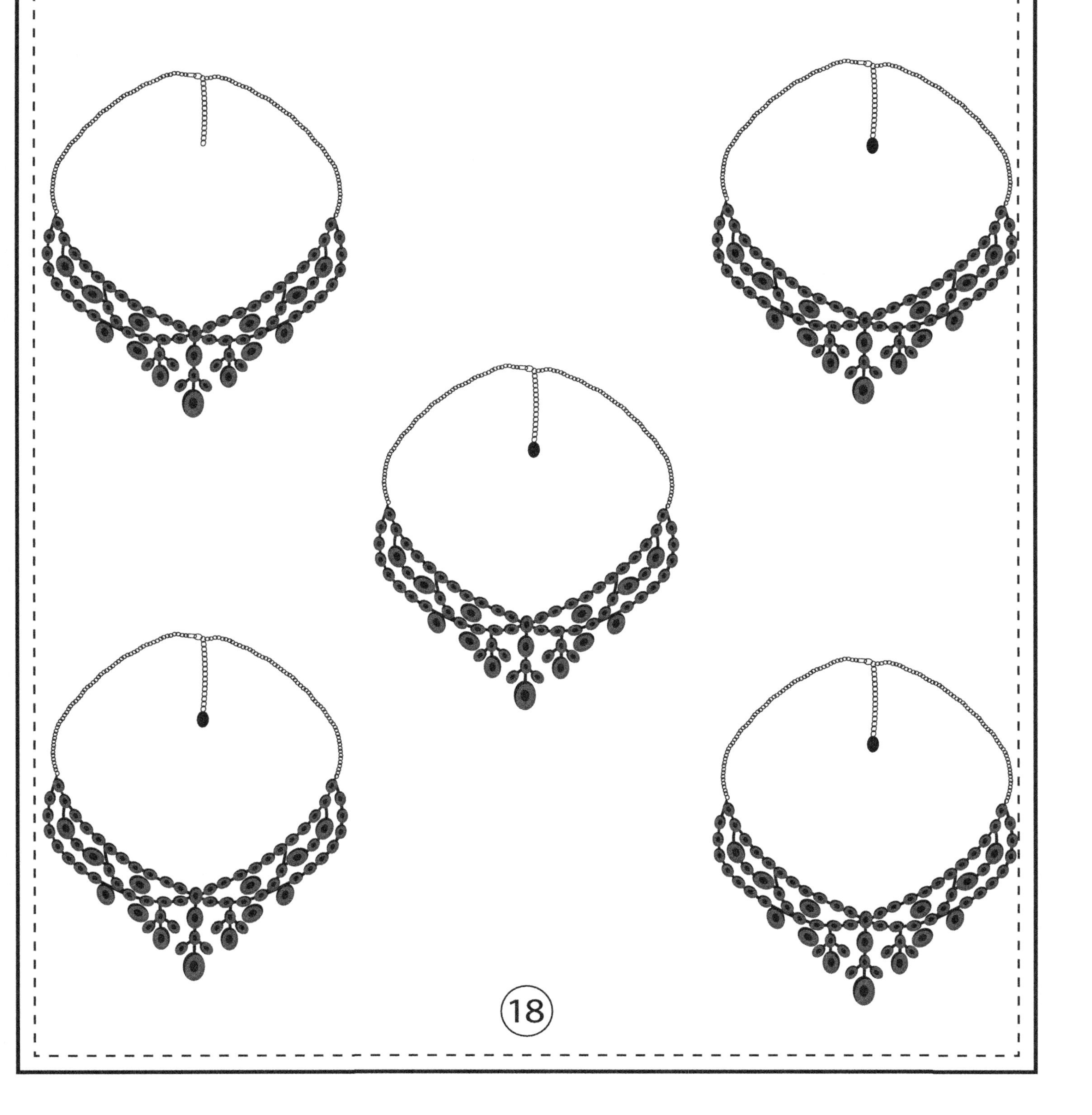

FIND THE CAR THAT IS DIFFERENT FROM THE REST

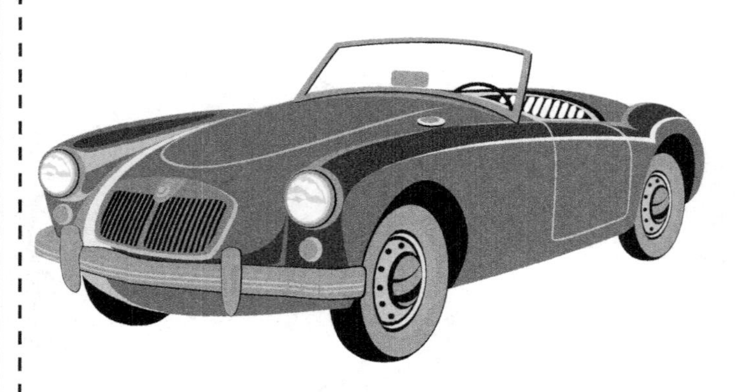

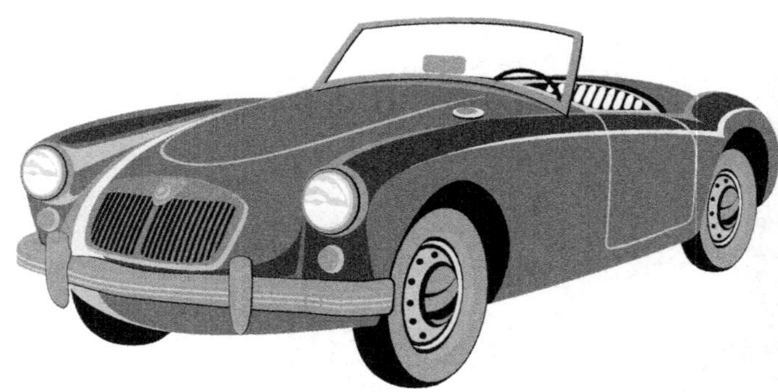

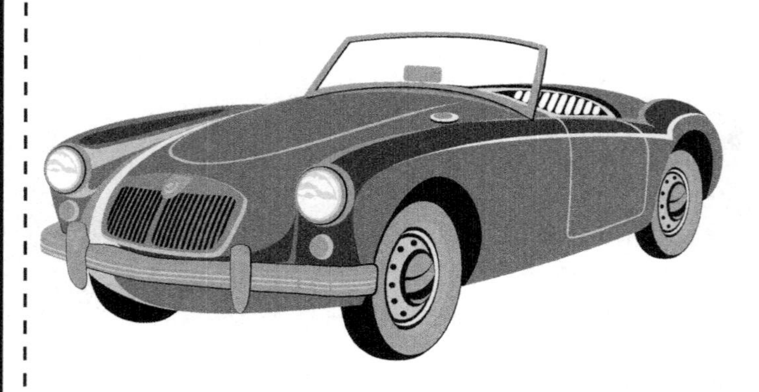

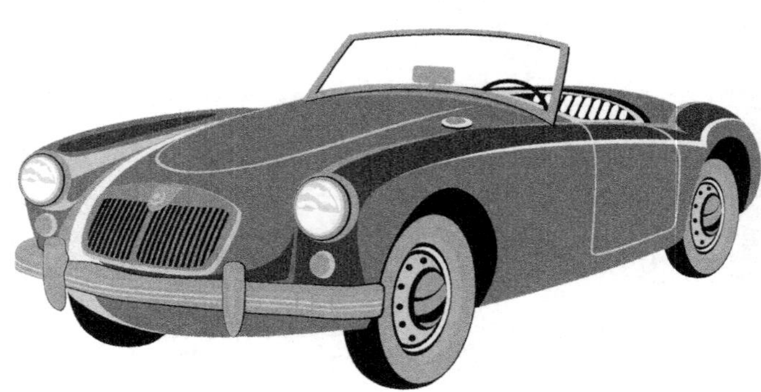

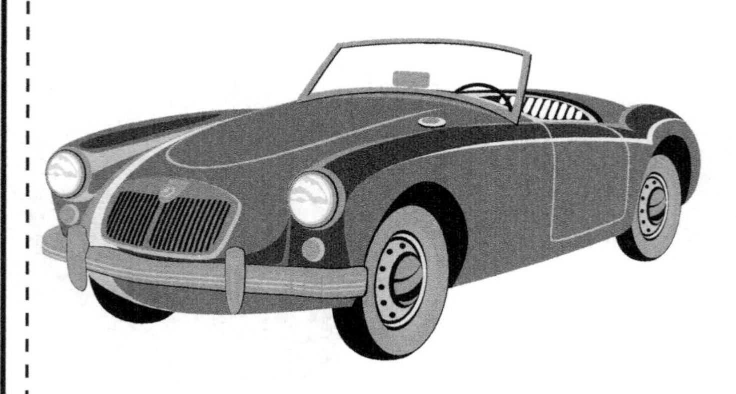

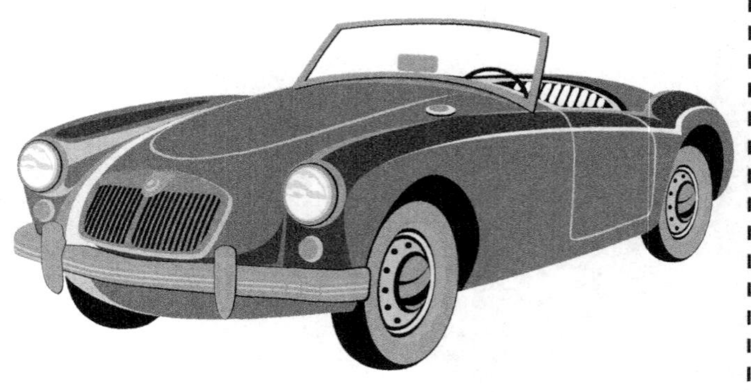

FIND THE COUPLE THAT IS DIFFERENT FROM THE REST

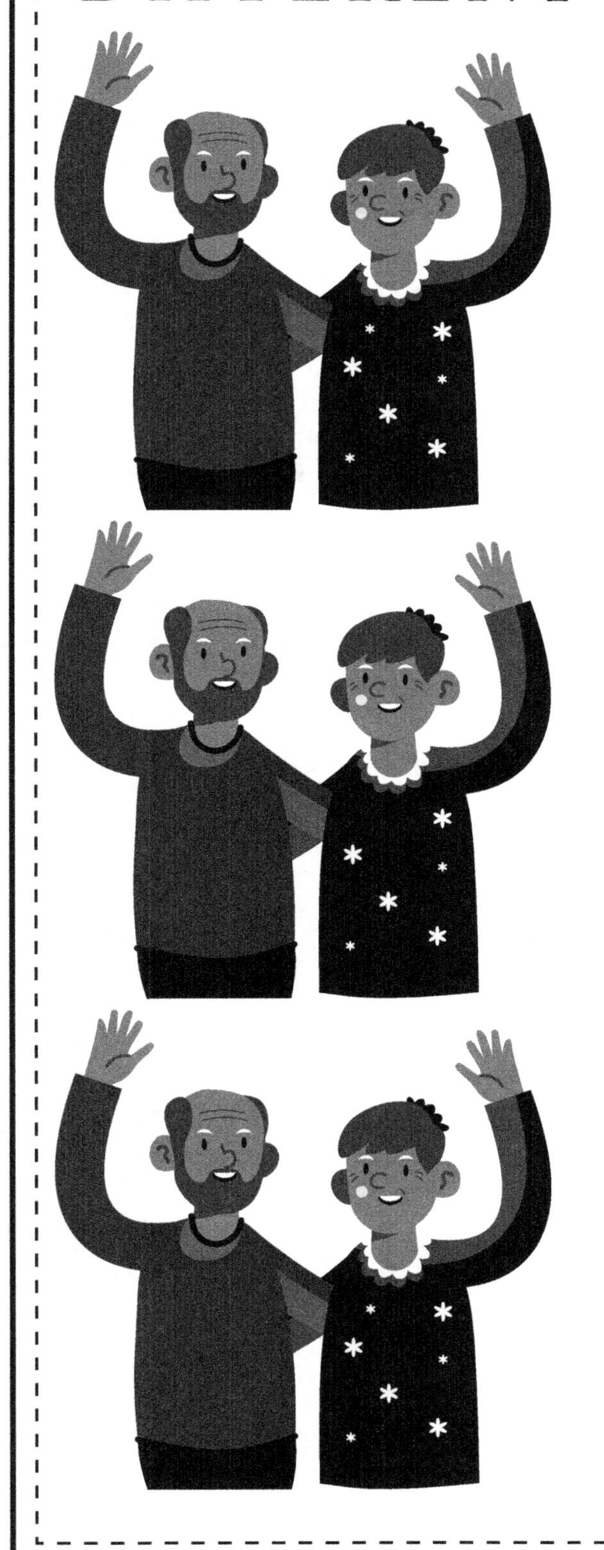

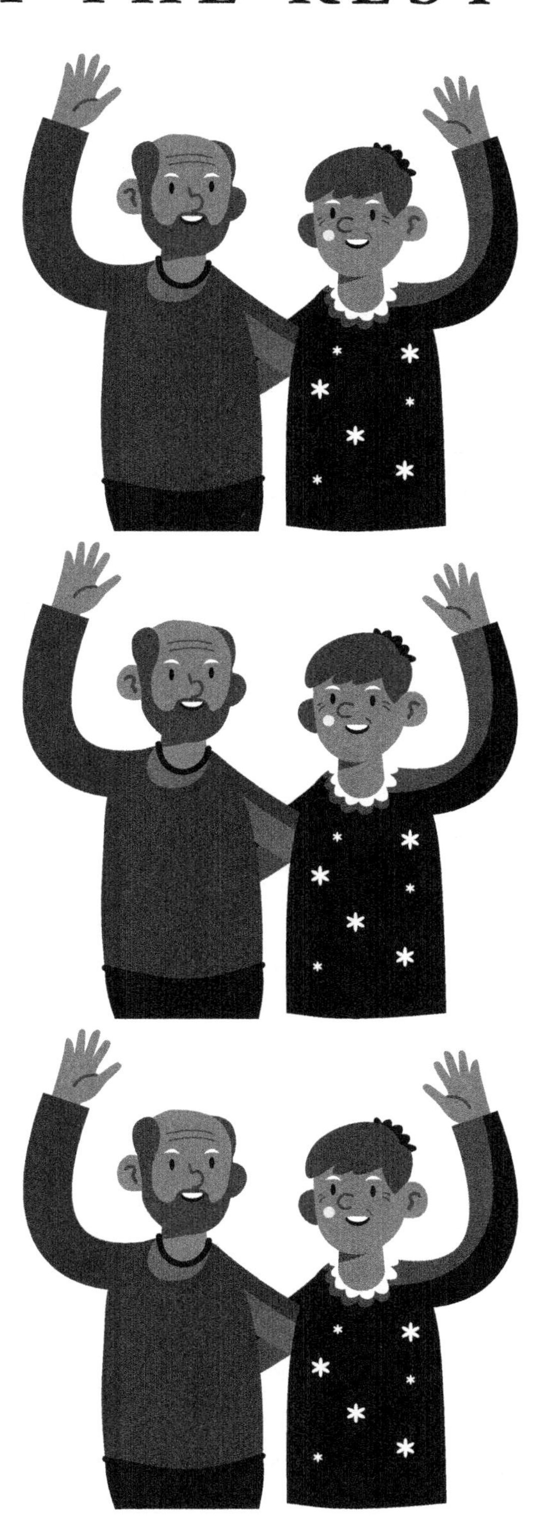

ANIMALS

BEAR	LION	GOAT	DUCK
WOLF	PANDA	CATTLE	COW

C	W	O	L	F	E	R	C	F	S
Y	M	R	B	A	C	L	I	O	N
R	E	Y	Z	C	A	T	T	L	E
S	B	G	H	W	D	U	C	K	K
C	E	H	U	I	Y	I	G	X	A
E	A	U	D	N	J	C	O	W	D
G	R	V	G	O	A	T	H	T	X
P	I	B	M	P	A	N	D	A	N

ANIMALS

BUFFALO	TURKEY	SPIDER	KOALA
PIG	FALCON	OWL	HEN

P	H	K	O	A	L	A	P	M	F
I	P	Z	O	S	I	J	Y	W	A
G	E	K	W	V	Q	V	E	Y	L
I	G	I	L	Q	V	S	O	I	C
S	P	I	D	E	R	H	U	J	O
O	A	B	U	F	F	A	L	O	N
Q	E	T	U	R	K	E	Y	F	A
E	D	M	S	F	H	E	N	K	O

ANIMALS

DONKEY	MONKEY	FOX	CAMEL
SHEEP	GIRAFFE	ZEBRA	BEE

M	P	B	E	E	M	G	S	J	Y
O	D	O	N	K	E	Y	H	F	J
N	D	R	G	R	C	L	E	Z	Z
K	U	C	A	M	E	L	E	D	B
E	F	A	L	V	A	F	P	Z	V
Y	Z	E	B	R	A	D	W	C	J
G	I	R	A	F	F	E	H	T	V
Z	P	F	G	I	L	Z	F	O	X

HUMAN BODY

NAIL	FACE	MOUTH	HAND
STOMACH	ARM	WAIST	BRAIN

R	I	S	V	W	A	I	S	T	F
X	S	T	Q	A	N	A	I	L	A
F	M	O	Z	B	R	A	I	N	C
M	C	M	N	Q	W	Z	P	X	E
O	Y	A	Y	X	R	S	S	Z	V
U	C	C	U	H	A	N	D	A	W
T	W	H	N	Q	C	X	Z	A	J
H	U	M	Y	A	R	M	T	P	U

HUMAN BODY

BELLY	SKIN	HAIR	FINGER
SKULL	NOSE	EYE	BACK

N	Z	X	S	K	I	N	Y	H	B
R	O	V	D	B	E	L	L	Y	A
Y	B	S	P	X	H	K	C	F	C
P	P	Y	E	Z	H	A	I	R	K
D	R	C	O	Z	C	D	S	Q	Z
B	M	L	H	Z	E	I	O	J	L
S	K	U	L	L	X	Y	N	Y	V
W	F	I	N	G	E	R	E	R	G

COLORS

VIOLET	ORANGE	CREAM	YELLOW
PURPLE	GREEN	PEACH	PINK

C	V	Y	P	E	A	C	H	Y	Y
R	C	I	P	U	R	P	L	E	E
E	G	X	O	D	Q	E	B	A	L
A	K	L	J	L	D	A	V	L	L
M	X	Q	J	U	E	M	F	D	O
O	R	A	N	G	E	T	R	B	W
E	N	J	O	G	R	E	E	N	U
N	S	P	I	N	K	B	M	P	Q

BASEBALL

PITCH	LOSE	VAULT	GAME
BALL	TEAM	ASSIST	CATCH

F	L	X	Z	A	D	G	D	C	Z
P	O	Y	S	B	A	Y	A	P	V
M	S	B	A	L	L	K	H	M	Z
H	E	I	C	A	T	C	H	K	E
Q	K	Y	V	A	U	L	T	I	V
C	P	I	T	C	H	H	Q	H	J
O	G	M	G	T	E	A	M	I	Z
Y	R	A	S	S	I	S	T	Z	G

CLOTHES

GLOVES	TIE	LAPEL	CUFF
OUTFIT	VEST	JEANS	ANORAK

N	O	M	V	U	L	A	P	E	R
C	U	H	X	E	I	B	U	D	F
U	T	D	E	W	S	F	E	M	A
F	F	Z	W	V	I	T	T	E	G
F	I	L	U	G	L	O	V	E	S
Z	T	G	B	F	M	T	C	T	L
J	E	A	N	S	D	G	I	O	O
I	A	N	O	R	A	K	W	E	C

COUNTRY NAME

BRAZIL	MOROCCO	CANADA	TURKEY
INDIA	SWEDEN	RUSSIA	ITALY

C	A	N	A	D	A	R	I	F	B
Y	M	R	B	A	C	M	T	S	R
R	T	U	R	K	E	Y	A	Z	A
S	W	E	D	E	N	W	L	W	Z
C	Y	H	U	I	Y	I	Y	X	I
R	U	S	S	I	A	N	Z	X	L
G	M	O	R	O	C	C	O	T	X
P	I	B	I	N	D	I	A	Y	N

DANCES

HULA	RUMBA	JIVE	SALSA
POLKA	WALTZ	BALLET	KOFTOS

T	R	U	M	B	A	S	F	Y	B
B	A	L	L	E	T	U	V	R	R
A	U	P	Z	K	O	F	T	O	S
S	J	O	W	R	V	I	R	T	R
A	T	L	A	U	R	H	Z	U	Z
L	Z	K	L	I	J	M	U	F	J
S	M	A	T	J	I	V	E	L	C
A	L	D	Z	H	P	F	O	G	A

FLOWERS

IRIS	VETCH	ASTER	ORCHID
LILAC	FLORIST	ROSE	PEONY

H	I	R	I	S	N	K	Z	A	U
V	E	T	C	H	W	M	R	S	B
T	O	R	C	H	I	D	S	T	Y
H	S	A	D	X	Z	J	V	E	W
F	L	O	R	I	S	T	S	R	X
Z	R	X	P	E	O	N	Y	C	U
Y	O	R	D	N	R	O	S	E	C
N	L	I	L	A	C	K	M	Y	E

FOOD

EAT	PASTA	BAKE	EGG
GRAPE	APPLE	CHILI	KIWI

A	V	D	L	X	K	I	W	I	B
P	K	J	E	A	P	W	W	K	R
P	C	F	B	A	K	A	F	X	W
L	M	G	E	E	T	P	S	X	V
E	L	E	C	H	I	L	I	T	N
G	R	A	P	E	K	W	S	U	A
Q	E	G	G	J	C	T	H	Z	T
R	Q	H	B	A	K	E	N	T	W

HOUSE

DOOR	LAMP	TOILET	CLOSET
FAN	PATIO	YARD	FLOOR

G	C	G	T	O	I	L	E	T	P
S	B	G	D	O	O	R	W	S	C
Q	P	A	T	I	O	P	A	Q	L
F	L	O	O	R	X	F	R	H	O
D	G	L	W	R	Y	A	R	D	S
F	V	T	A	T	X	U	L	K	E
A	E	W	E	M	X	I	C	Z	T
N	D	M	L	K	P	P	U	S	N

FAMILY

GROOM	PARENT	STEPMOM	MOM
LOVE	AUNT	STEPDAD	HISTORY

S	T	E	P	M	O	M	K	S	H
E	G	R	O	O	M	D	J	T	I
P	A	R	E	N	T	W	M	R	S
B	S	T	E	P	D	A	D	R	T
E	L	H	X	Y	E	A	A	R	O
M	N	O	O	U	B	C	U	R	R
O	T	Y	V	Z	X	R	V	N	Y
M	M	U	A	E	O	J	O	D	T

MAMMALS

HIPPO	PUMA	ALPACA	PIG
JAGUAR	BAT	LLAMA	RABBIT

P	Y	B	I	D	A	H	Y	M	A
U	Y	T	A	Q	H	I	Z	R	U
M	U	P	O	T	W	P	L	A	Y
A	Q	C	I	F	C	P	U	B	U
K	Z	L	F	G	J	O	P	B	L
K	A	L	P	A	C	A	H	I	D
C	I	L	L	A	M	A	D	T	H
X	S	G	J	A	G	U	A	R	D

LANGUAGES

DUTCH	FRENCH	POLISH	SPANISH
HINDI	ARABIC	GREEK	CZECH

T	H	L	S	P	A	N	I	S	H
P	M	I	C	Z	E	C	H	G	U
O	Q	L	N	Z	D	C	X	N	R
L	N	V	L	D	G	U	V	Q	E
I	N	S	H	G	I	Q	T	N	G
S	F	N	G	R	E	E	K	C	E
H	A	R	A	B	I	C	A	T	H
F	R	E	N	C	H	W	R	S	F

PLANTS

CACTUS	SEED	LEAF	FERN
KELP	PALM	ALFALFA	DICOT

C	F	F	D	S	E	E	D	T	H
A	K	P	A	L	M	W	H	B	F
C	J	A	D	I	C	O	T	Y	B
T	U	L	E	A	F	V	D	N	B
U	R	C	F	E	R	N	L	U	K
S	Y	N	E	H	Z	S	I	B	E
W	A	L	F	A	L	F	A	Y	L
V	D	W	C	Q	C	R	F	S	P

SCIENCE

LAB	MASS	GRAVITY	ENERGY
DATA	ATOM	PHASE	THEORY

K	B	P	T	P	U	D	A	T	A
M	A	S	S	U	H	A	Z	K	G
E	F	F	O	L	Q	A	X	B	R
N	K	B	W	F	A	A	S	D	A
E	A	X	O	W	C	B	E	E	V
R	D	T	T	H	E	O	R	Y	I
G	Z	O	O	L	O	B	V	M	T
Y	Z	Y	O	M	Y	V	P	D	Y

TOOLS

KNIFE	BRUSH	LATHE	RIVET
GLUE	ANVIL	PLOW	CLAMP

P	A	T	B	R	U	S	H	J	K
L	J	N	R	L	A	T	H	E	H
O	J	R	V	N	S	V	W	R	T
W	O	Z	S	I	A	E	U	B	Z
K	N	I	F	E	L	Y	F	S	K
Z	W	Q	L	G	L	U	E	D	A
Y	R	I	V	E	T	N	C	R	I
P	B	I	M	C	L	A	M	P	G

WEATHER

COLD	SNOW	STORM	RAINBOW
FOG	RAIN	WATER	WARM

F	M	X	R	V	R	T	O	A	W
H	O	T	A	T	B	A	S	M	A
W	Q	G	I	Z	Z	Y	I	N	R
A	S	H	N	D	R	K	B	N	M
T	T	N	B	U	U	M	D	C	E
E	O	N	O	V	E	J	V	X	K
R	R	L	W	U	S	N	O	W	K
P	M	R	Y	C	O	L	D	G	U

MAZES

DRAW THE PATH THAT TAKES YOU FROM START TO FINISH

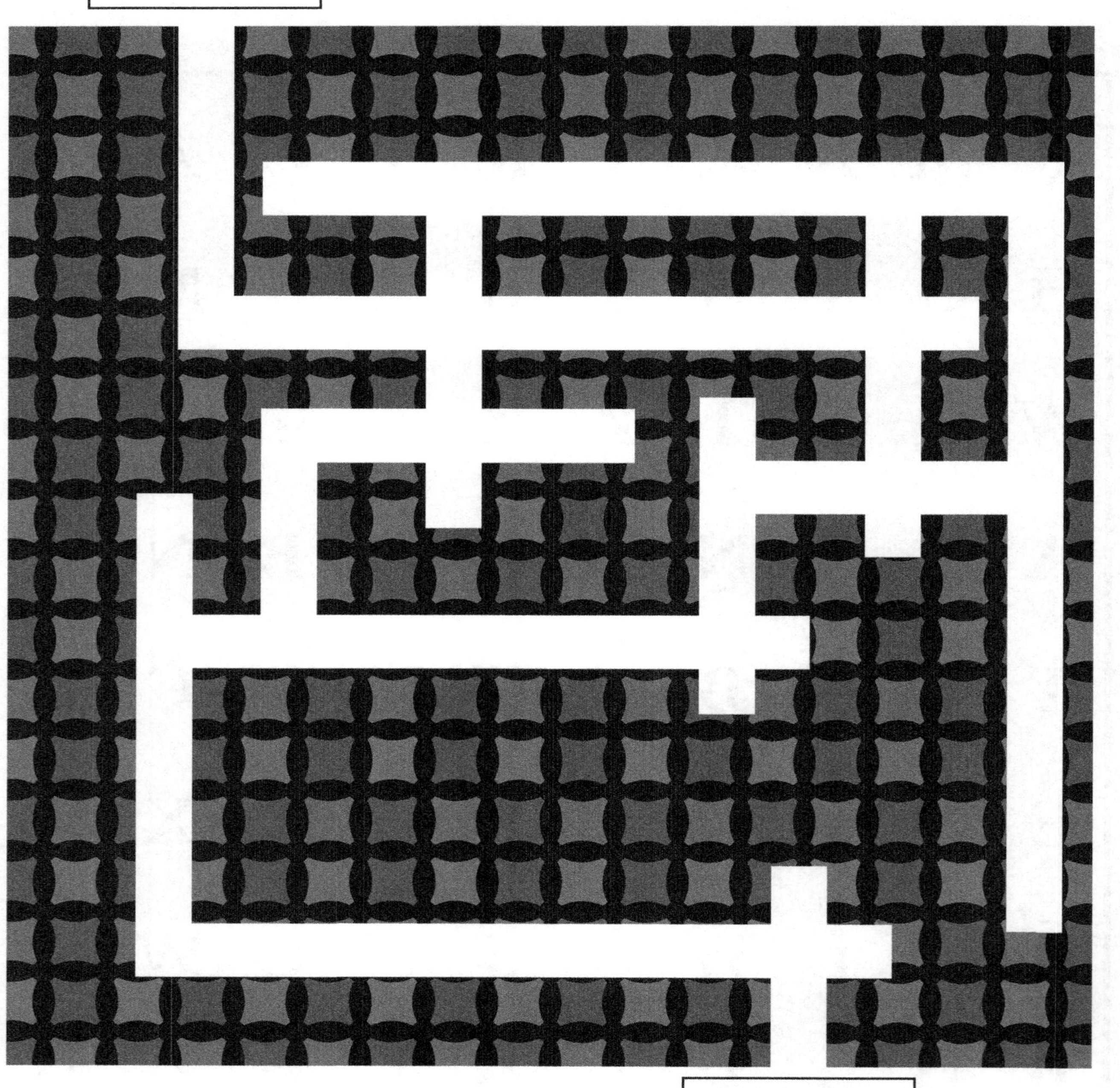

MAZES

DRAW THE PATH THAT TAKES YOU FROM START TO FINISH

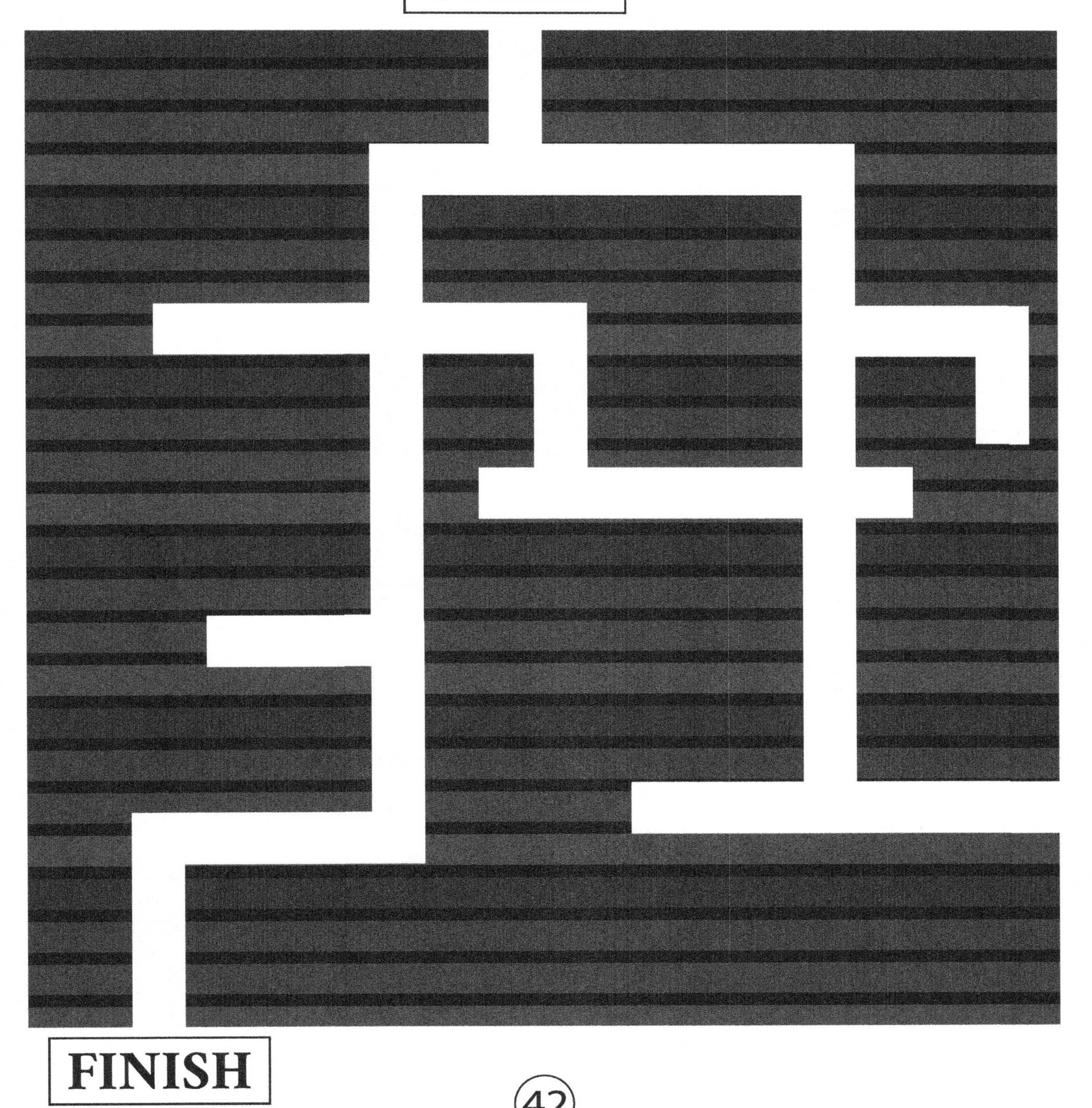

MAZES

DRAW THE PATH THAT TAKES YOU FROM START TO FINISH

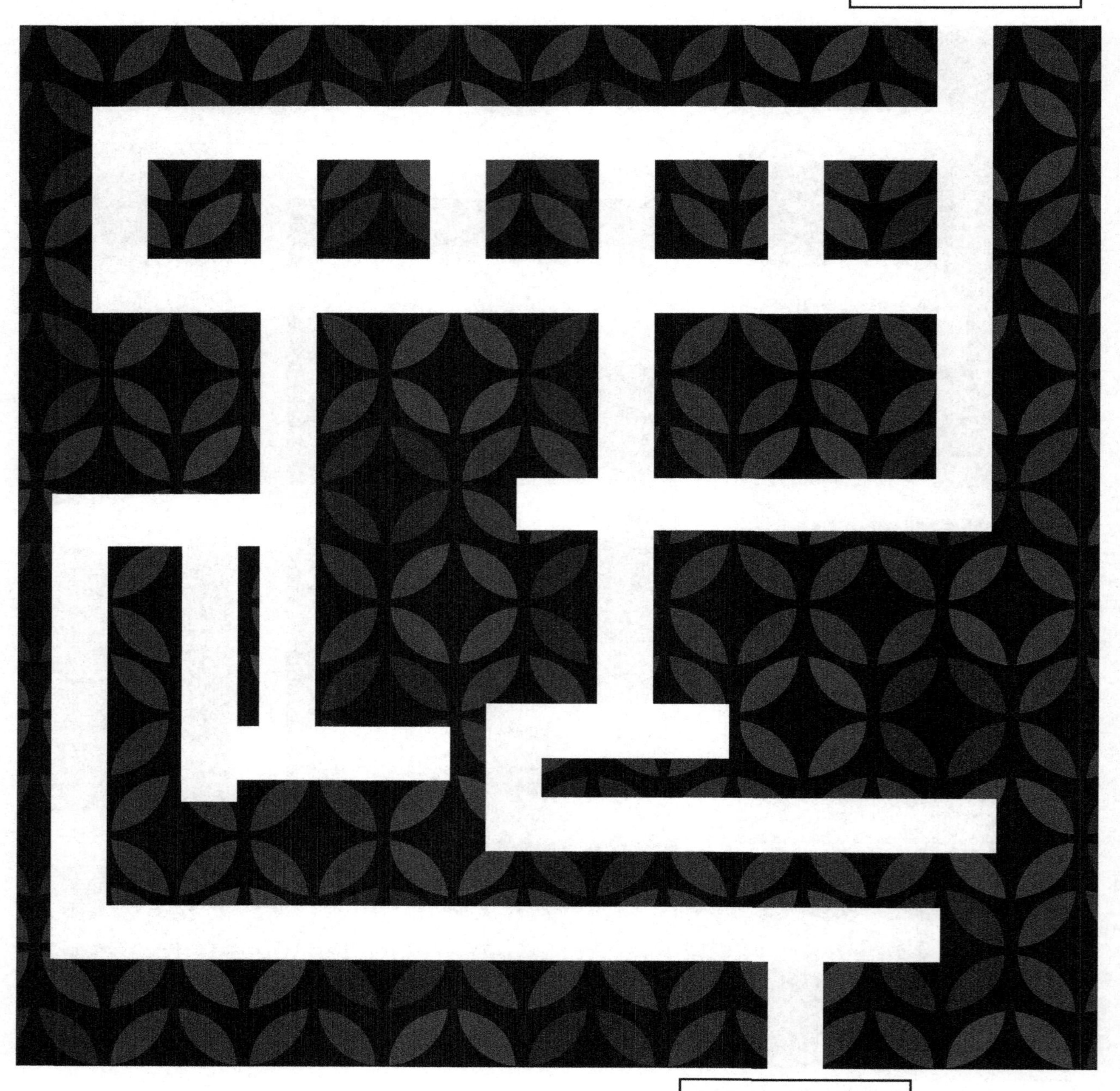

DRAW THE PATH THAT TAKES YOU FROM START TO FINISH

START

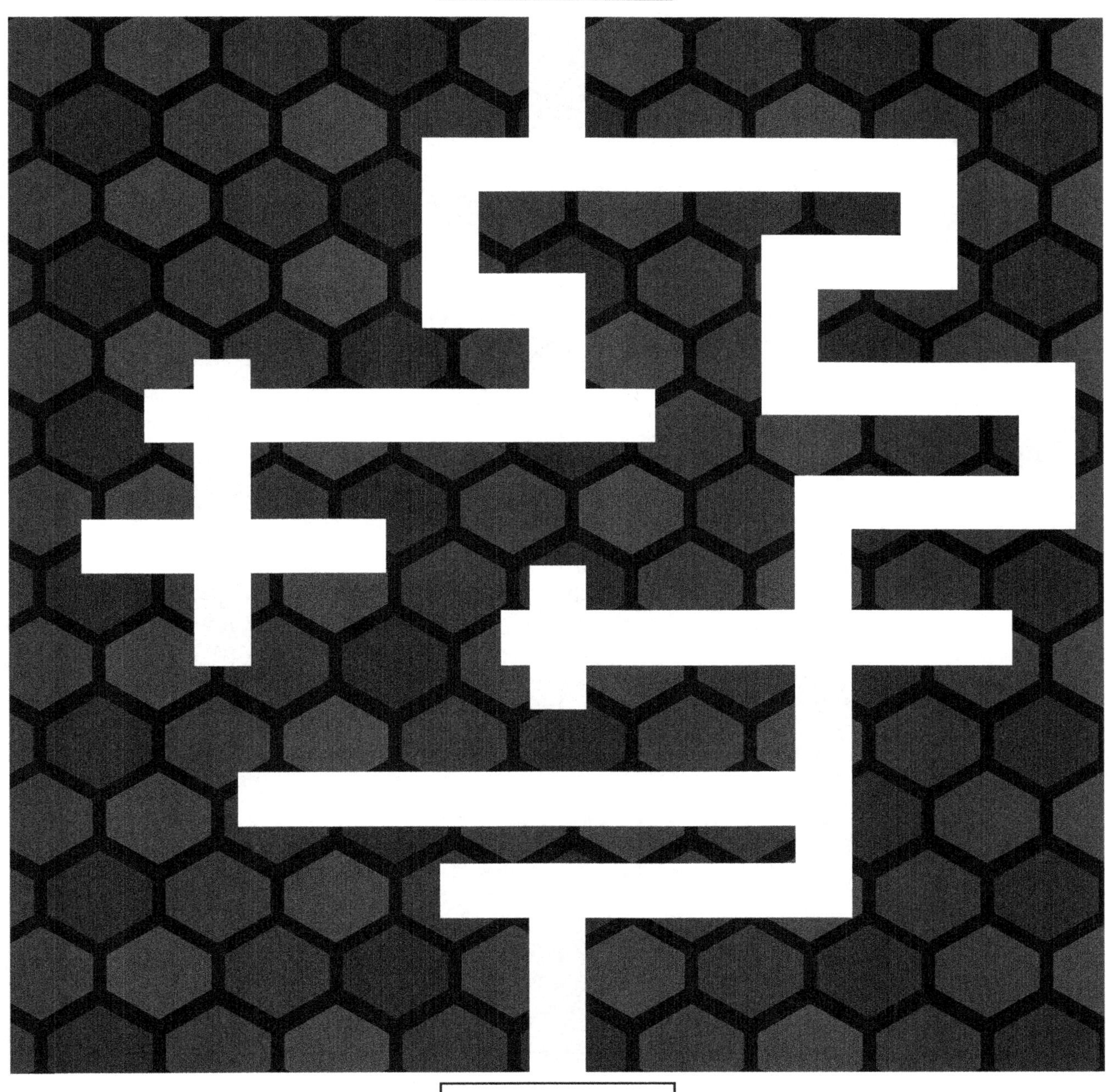

FINISH

MAZES

DRAW THE PATH THAT TAKES YOU FROM START TO FINISH

START

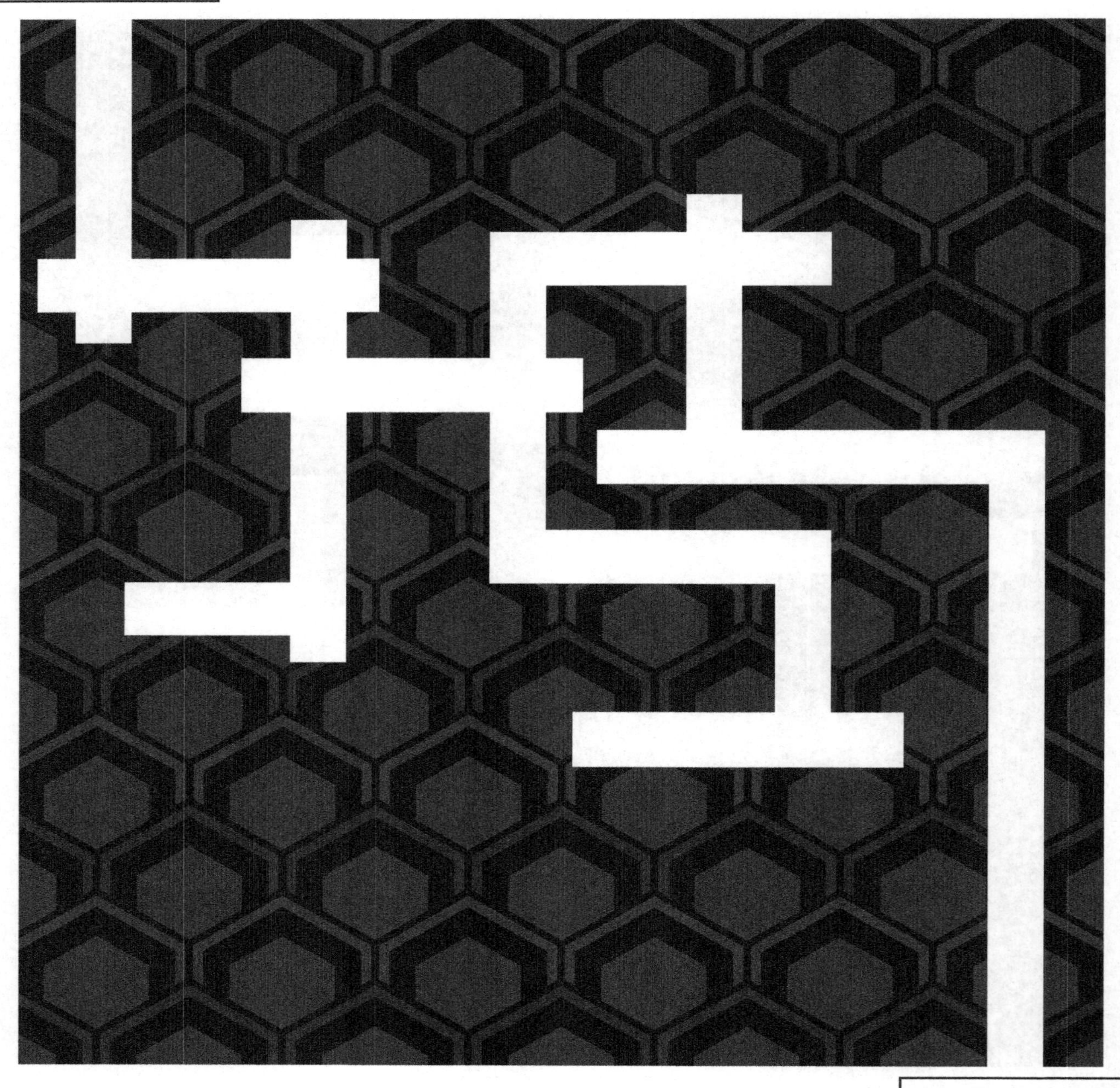

FINISH

DRAW THE PATH THAT TAKES YOU FROM START TO FINISH

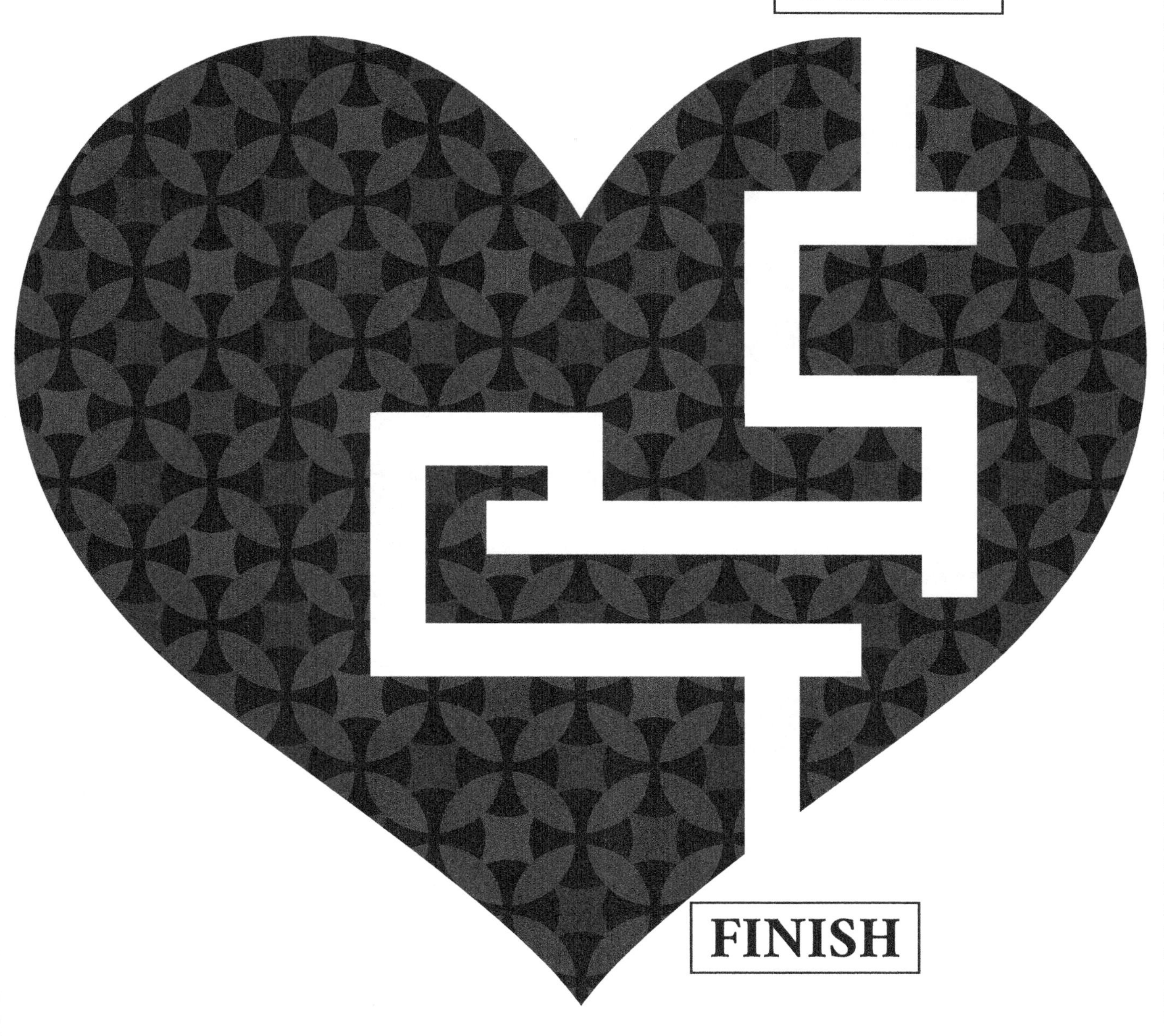

DRAW THE PATH THAT TAKES YOU FROM START TO FINISH

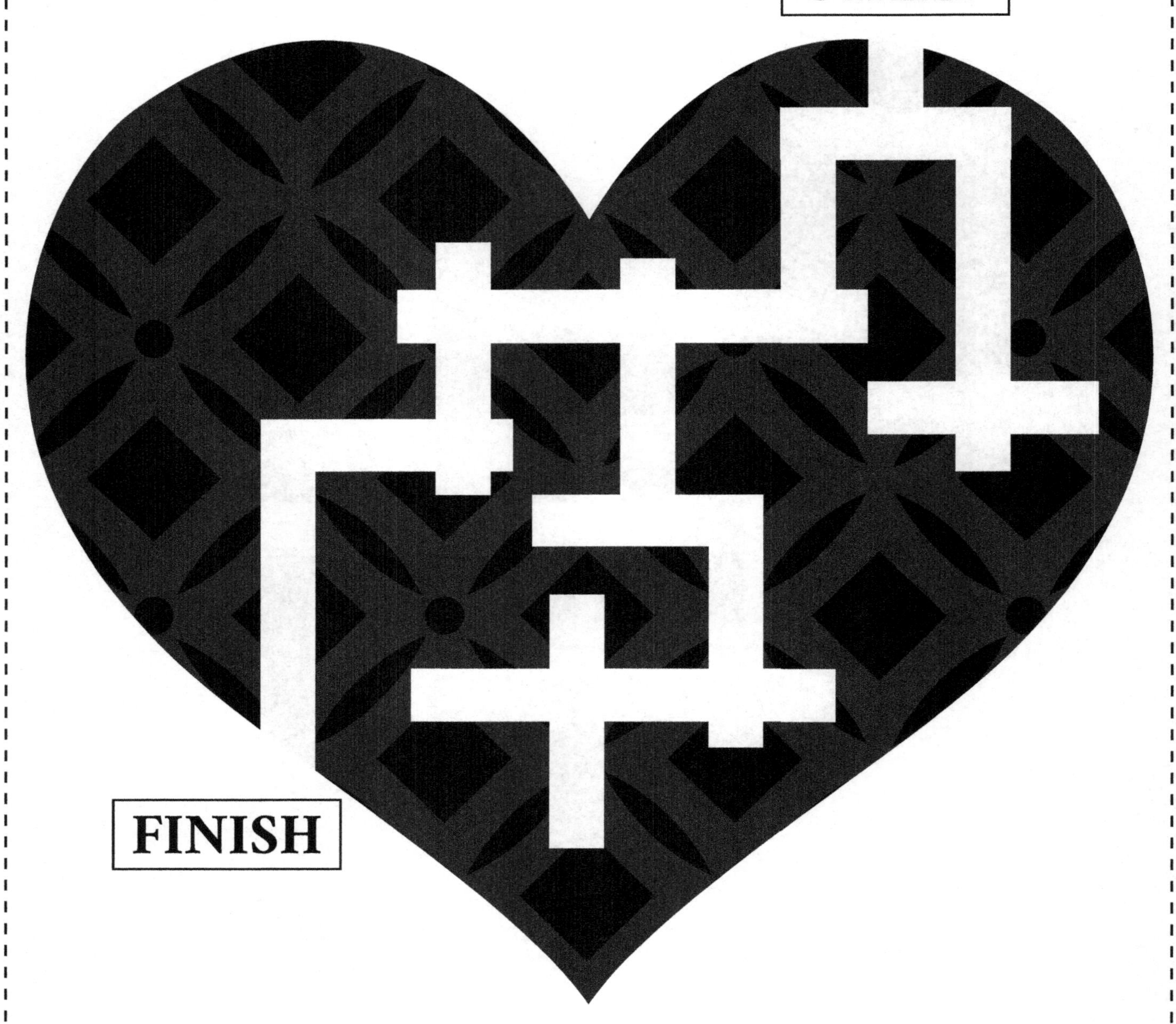

MAZES

DRAW THE PATH THAT TAKES YOU FROM START TO FINISH

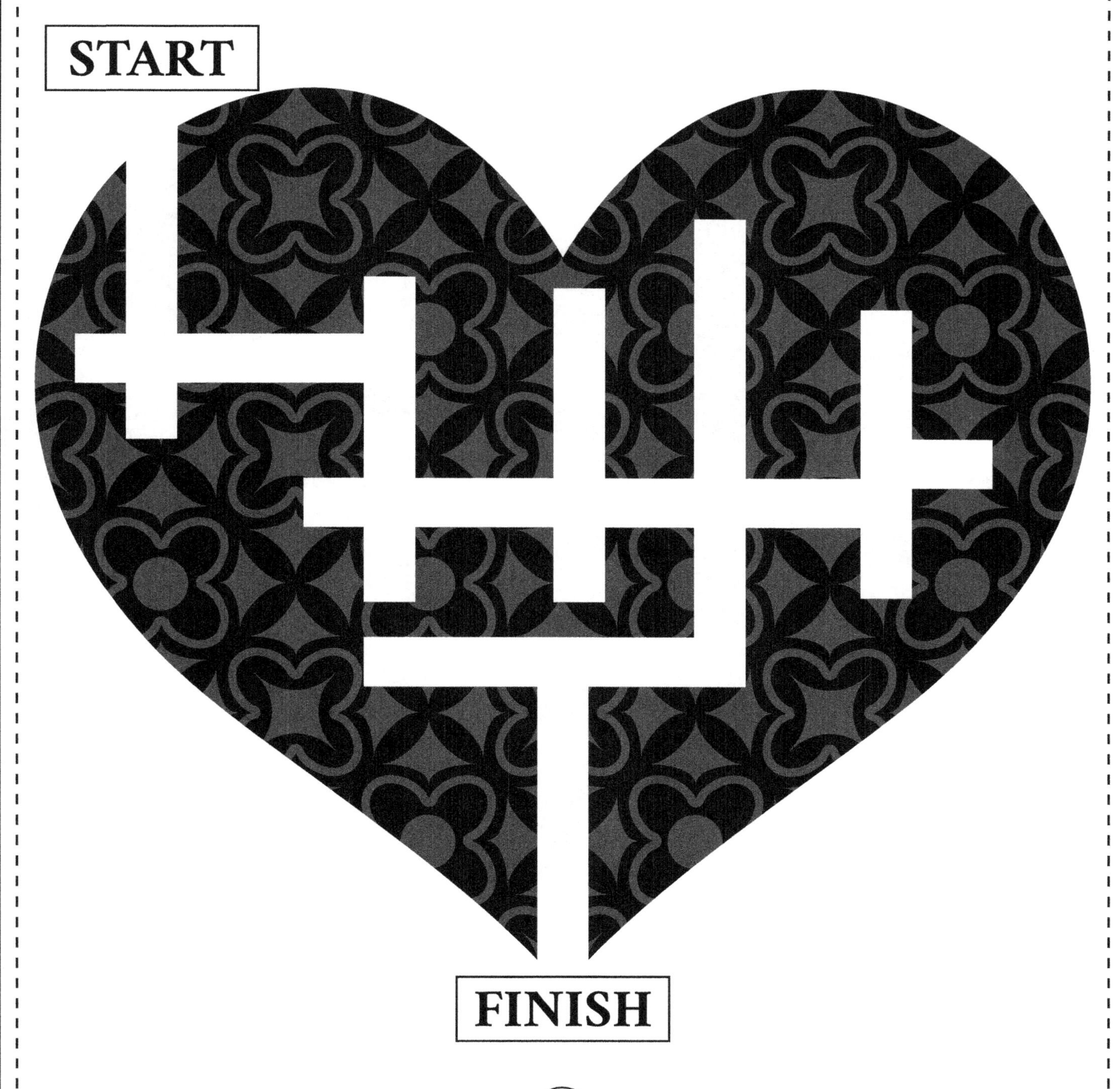

DRAW THE PATH THAT TAKES YOU FROM START TO FINISH

START

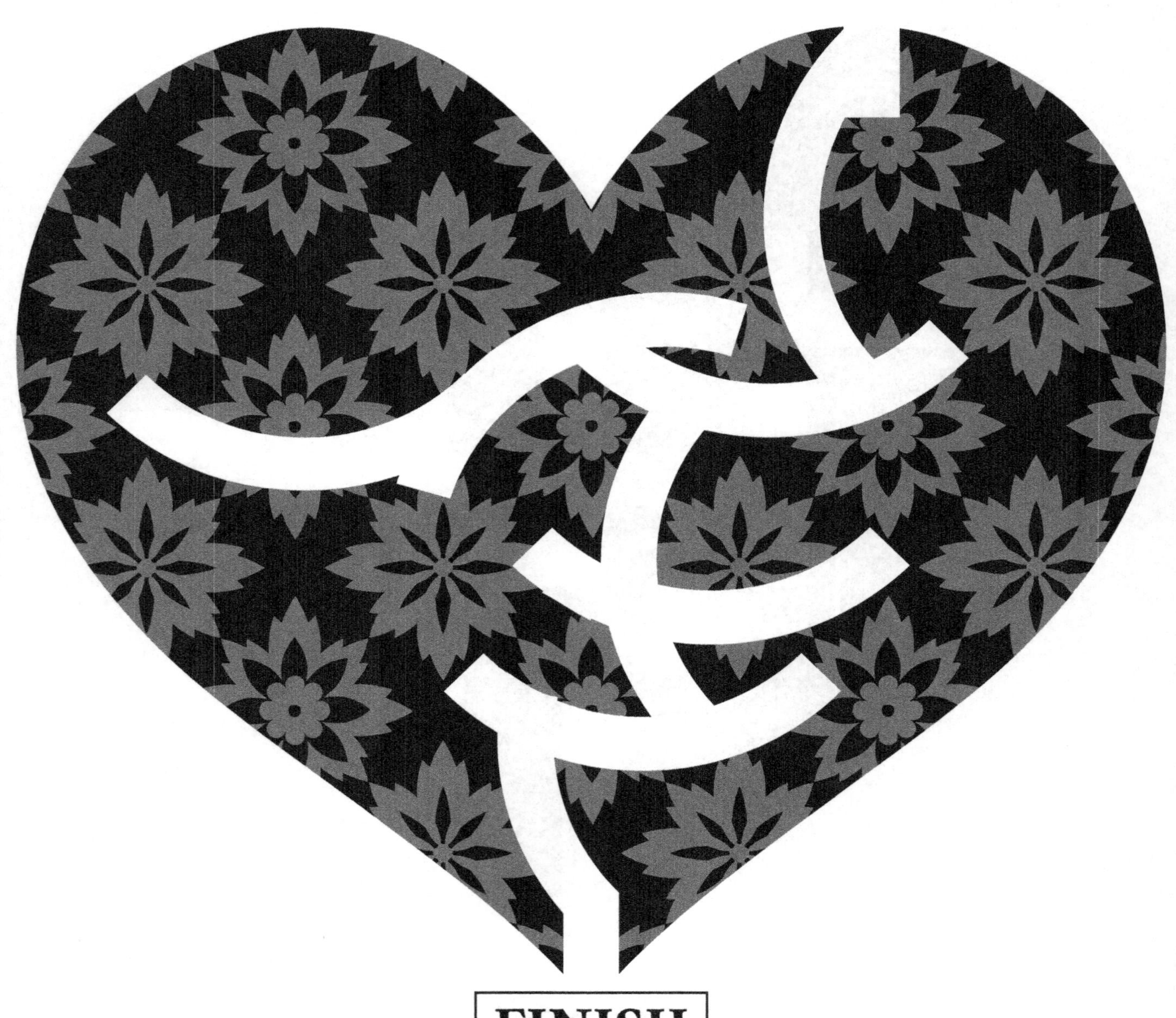

FINISH

DRAW THE PATH THAT TAKES YOU FROM START TO FINISH

START

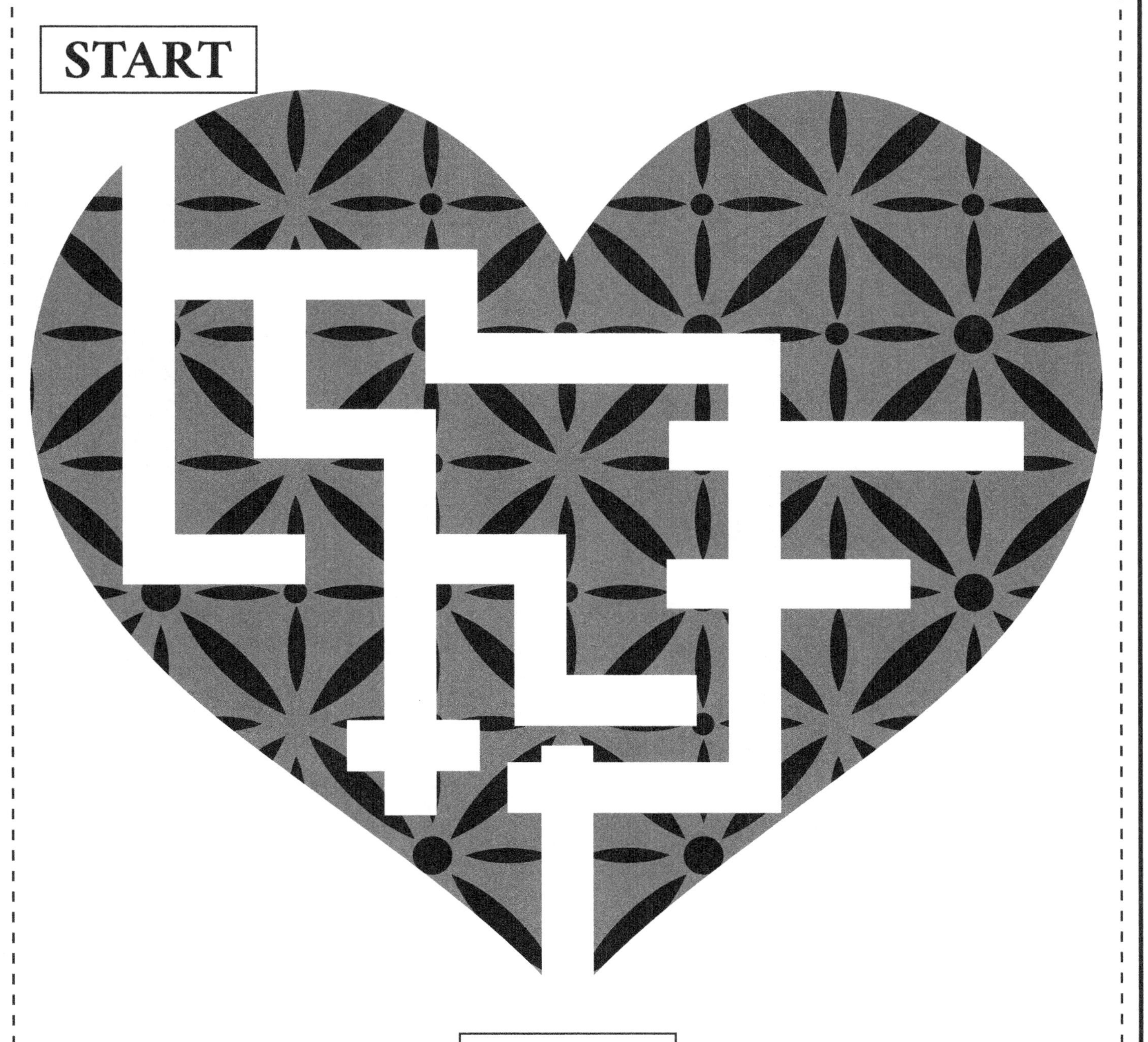

FINISH

MAZES

DRAW THE PATH THAT TAKES YOU FROM START TO FINISH

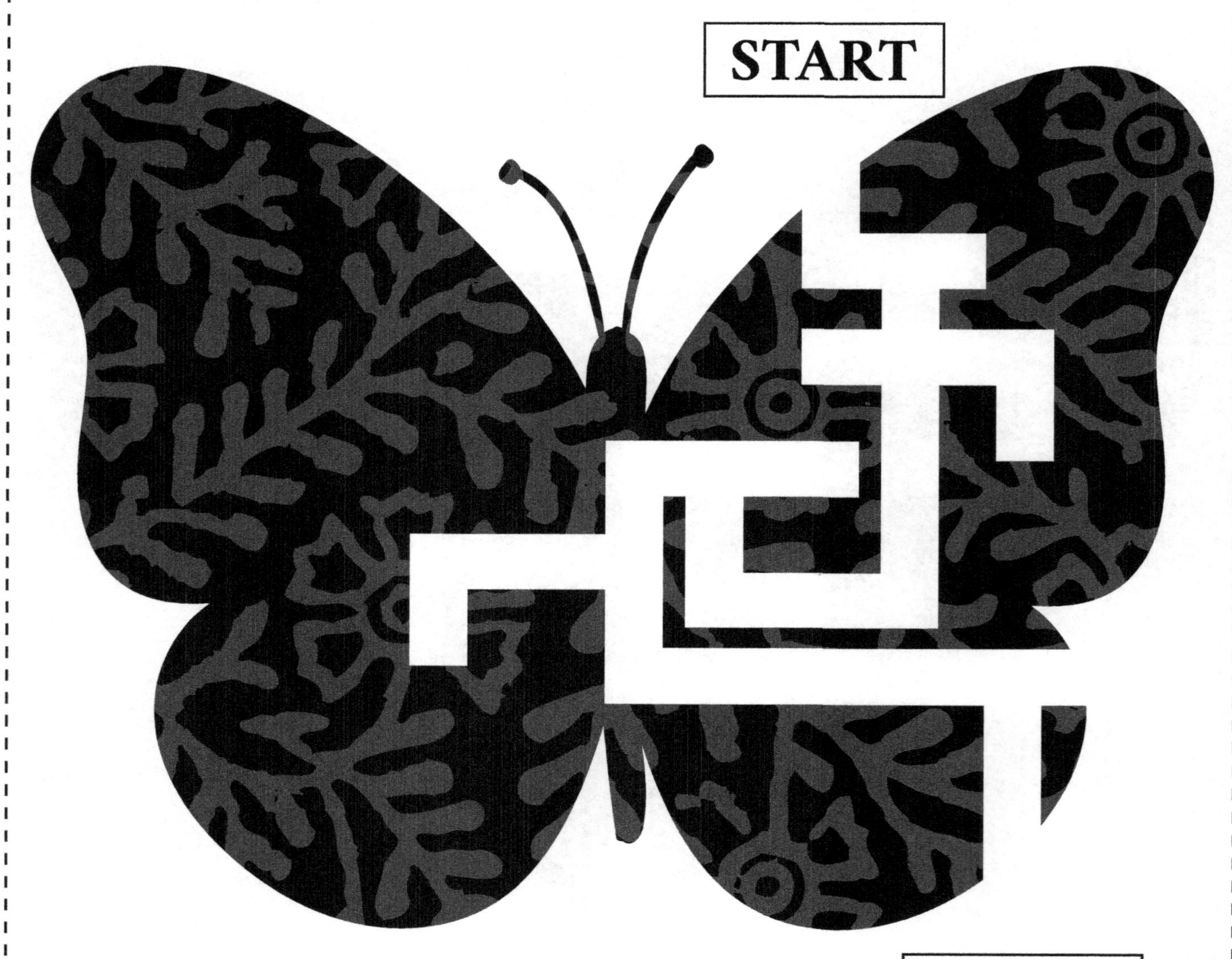

DRAW THE PATH THAT TAKES YOU FROM START TO FINISH

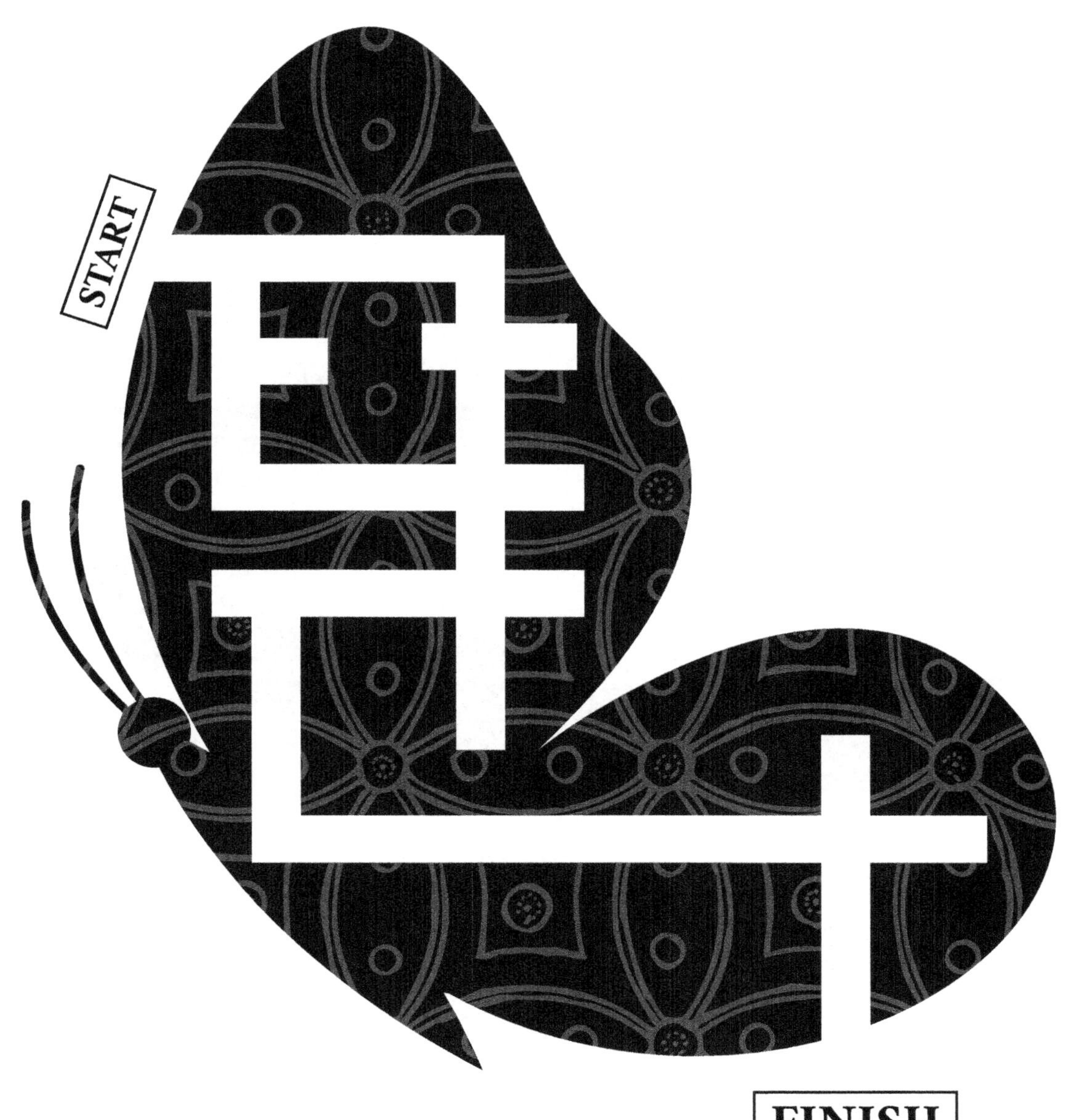

DRAW THE PATH THAT TAKES YOU FROM START TO FINISH

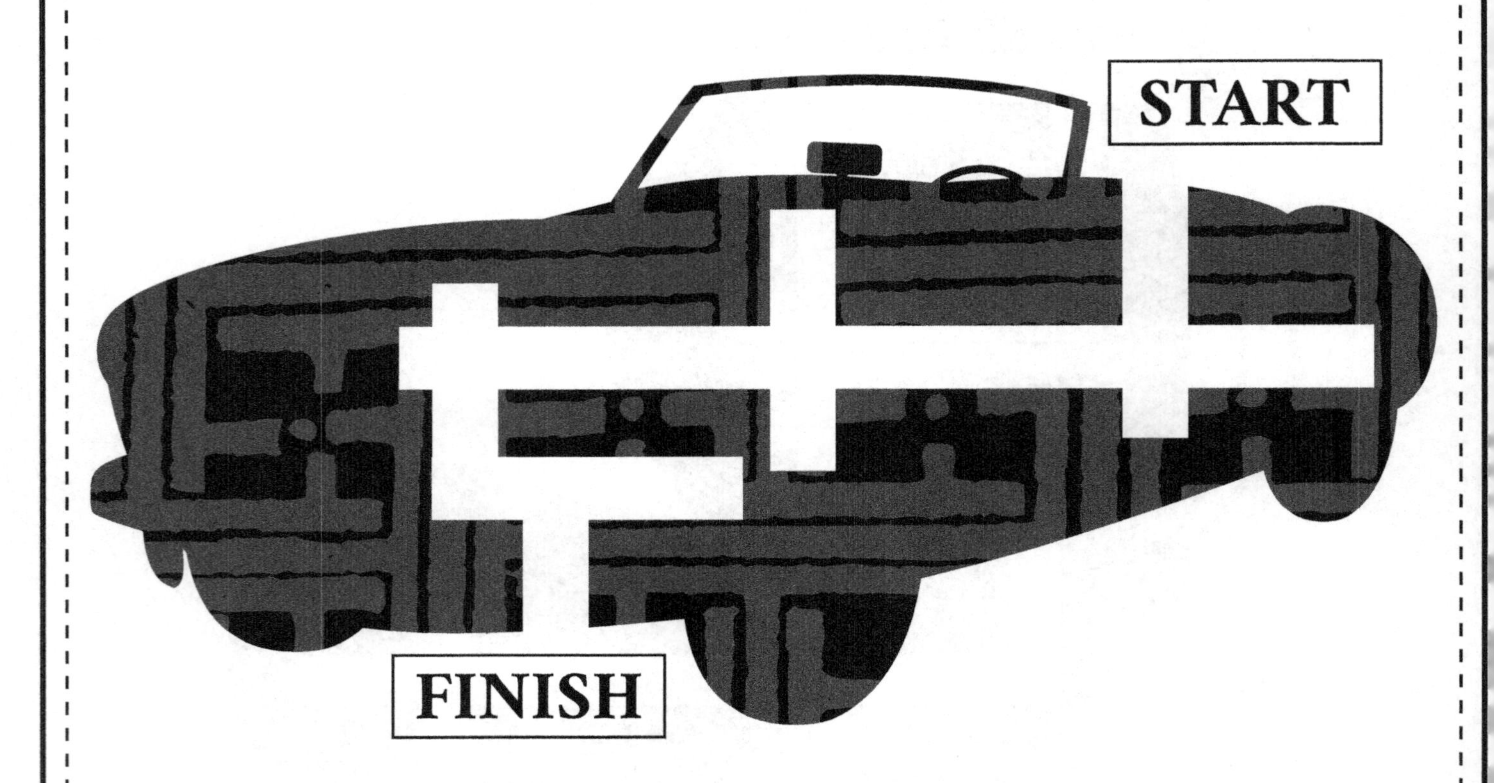

DRAW THE PATH THAT TAKES YOU FROM START TO FINISH

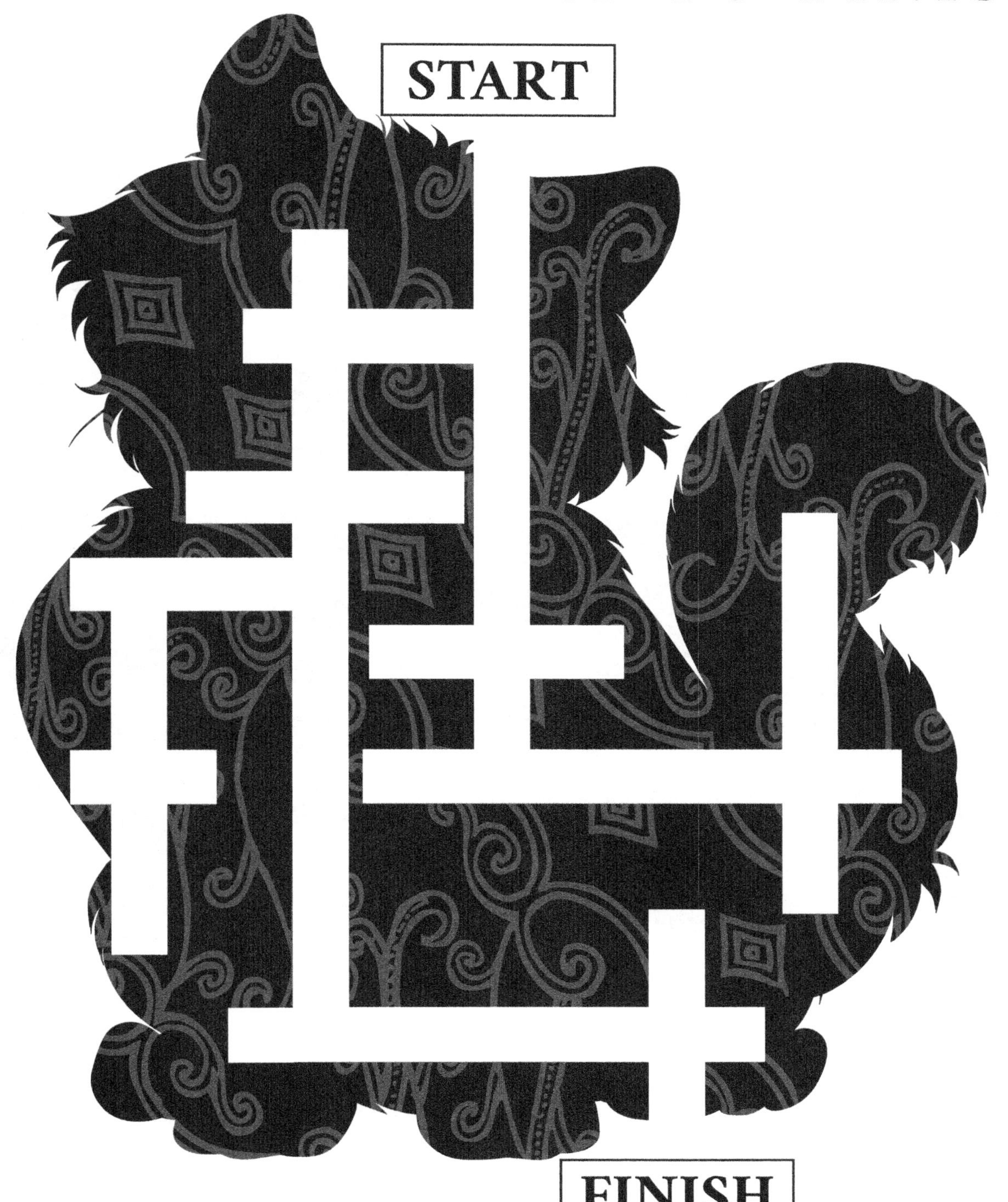

DRAW THE PATH THAT TAKES YOU FROM START TO FINISH

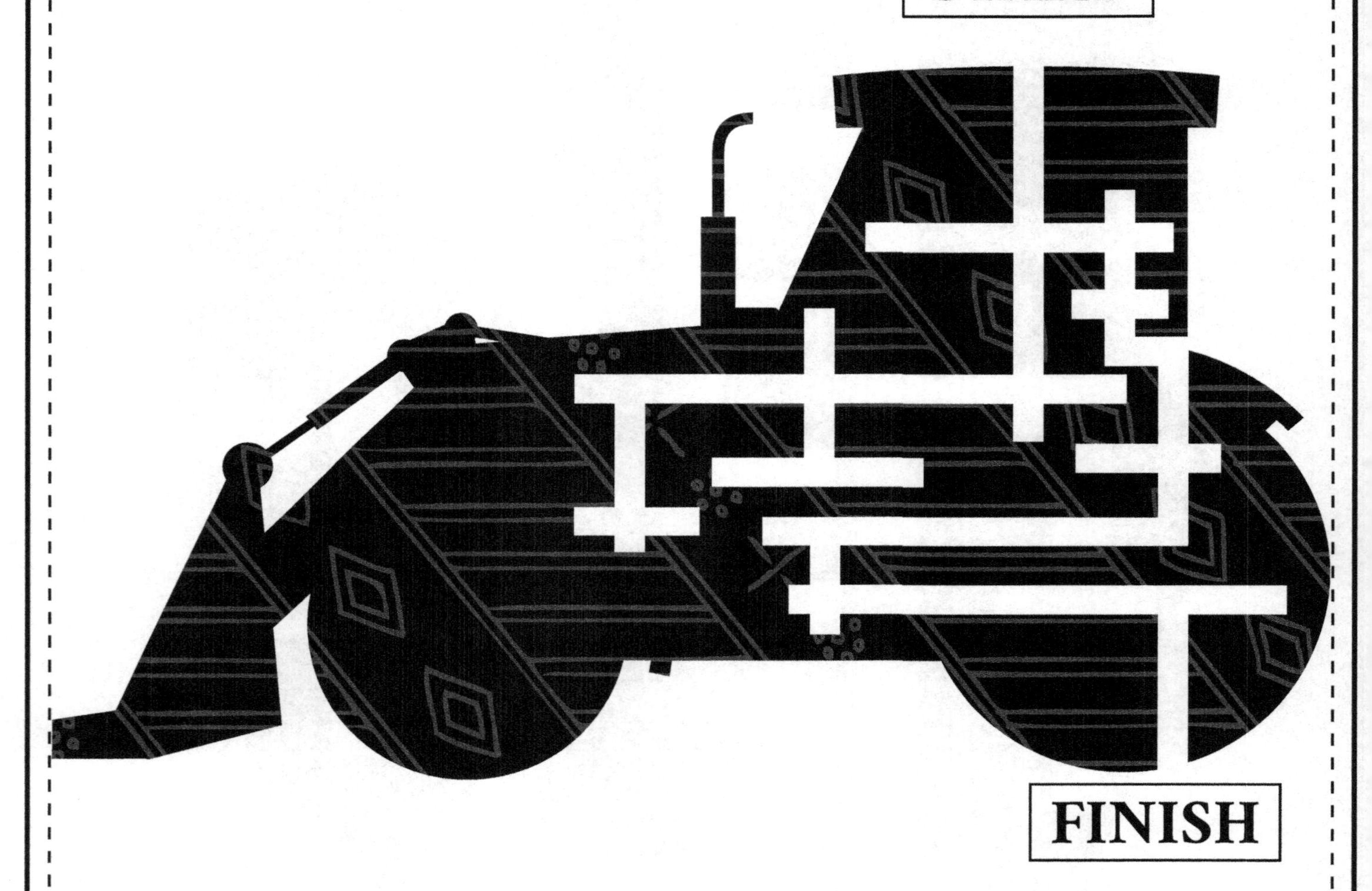

DRAW THE PATH THAT TAKES YOU FROM START TO FINISH

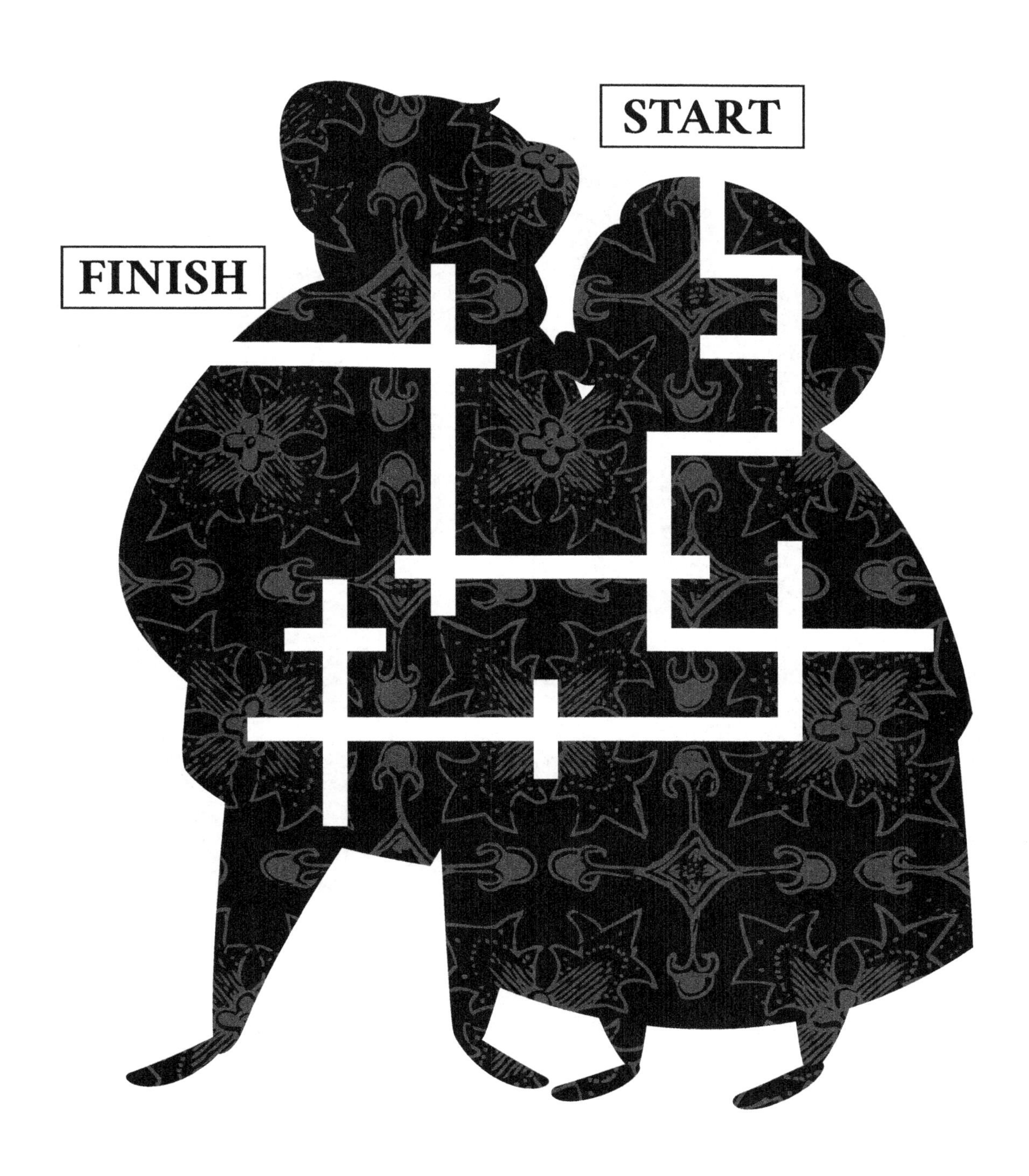

DRAW THE PATH THAT TAKES YOU FROM START TO FINISH

START

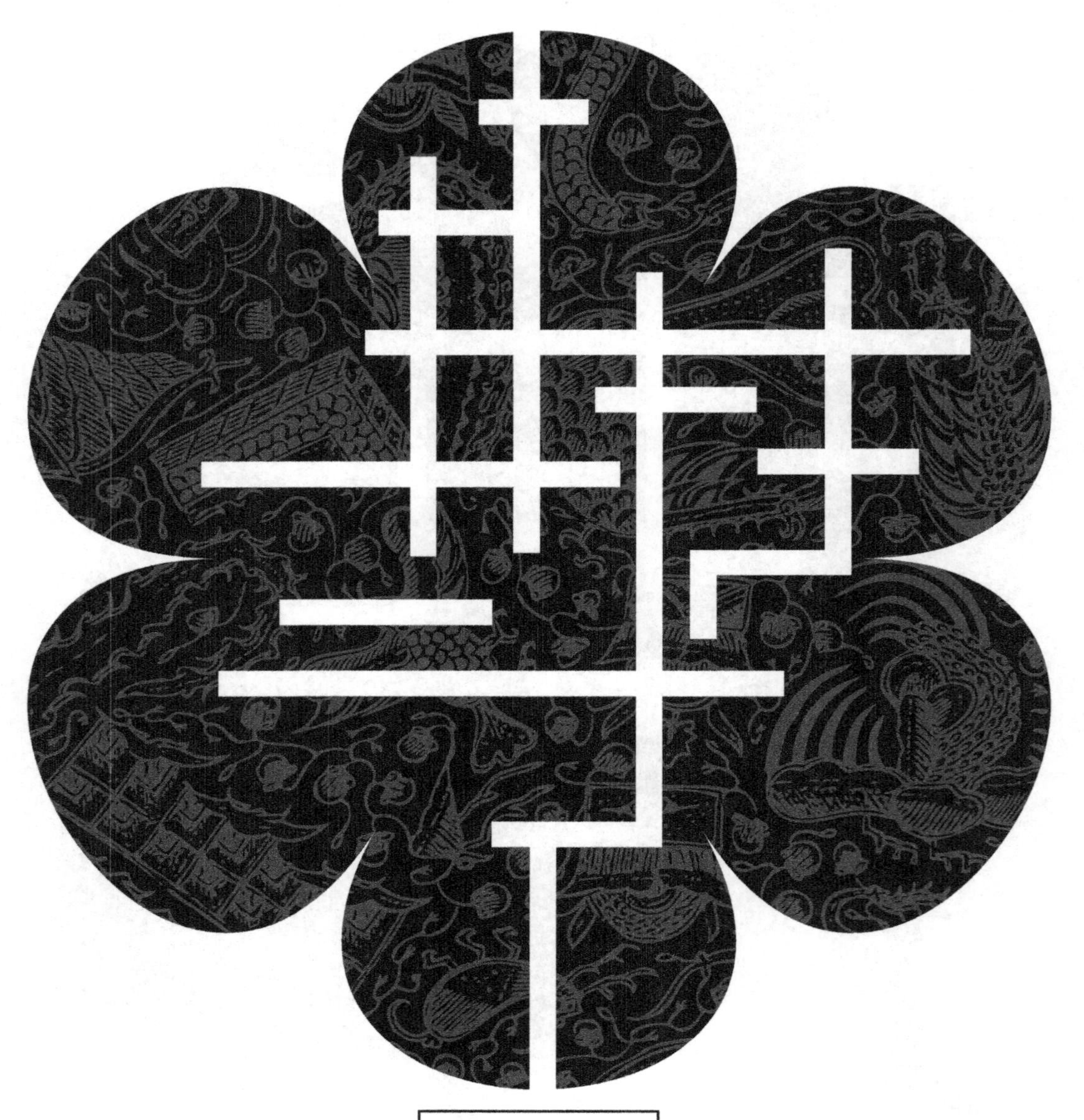

FINISH

DRAW THE PATH THAT TAKES YOU FROM START TO FINISH

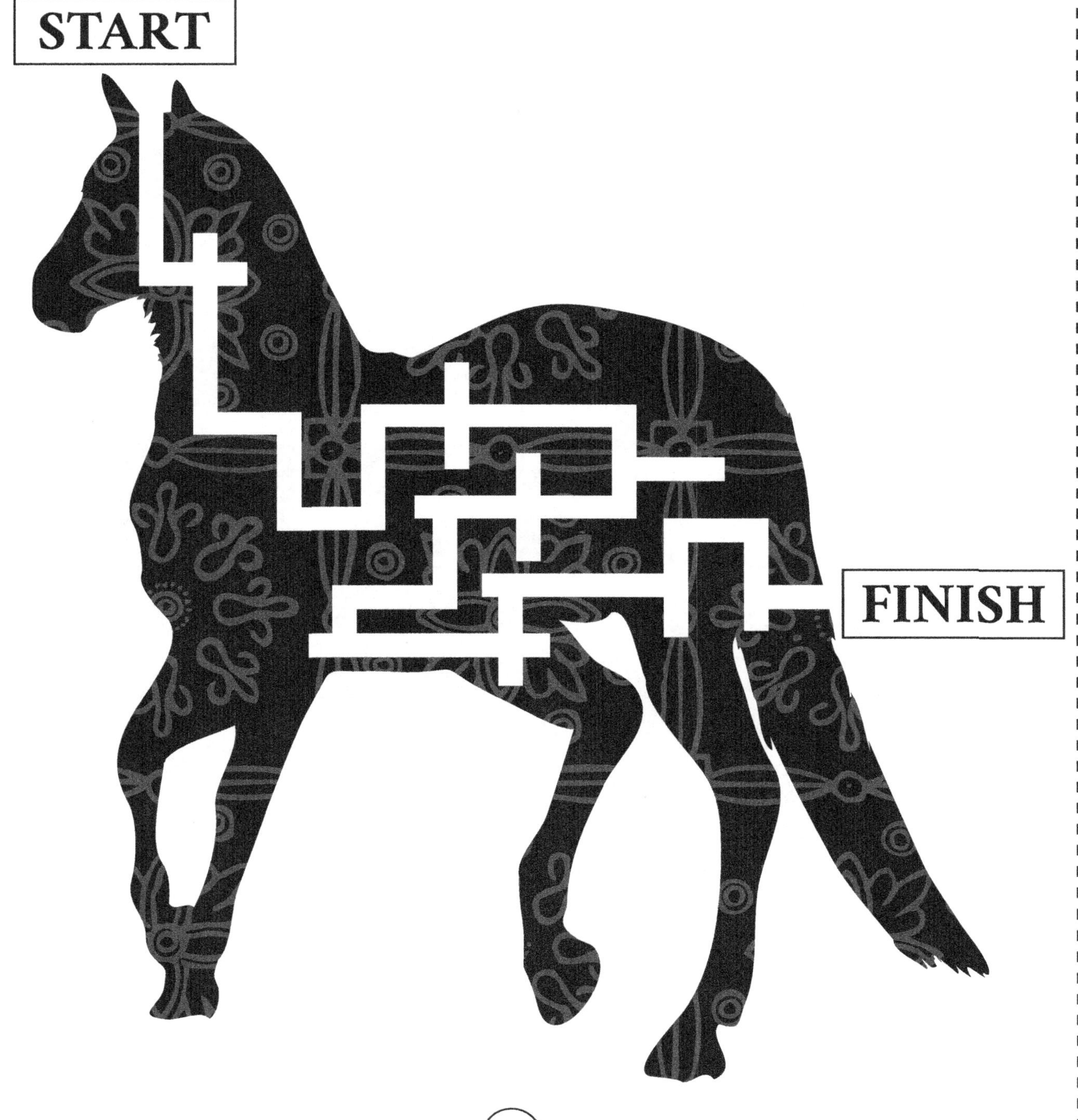

DRAW THE PATH THAT TAKES YOU FROM START TO FINISH

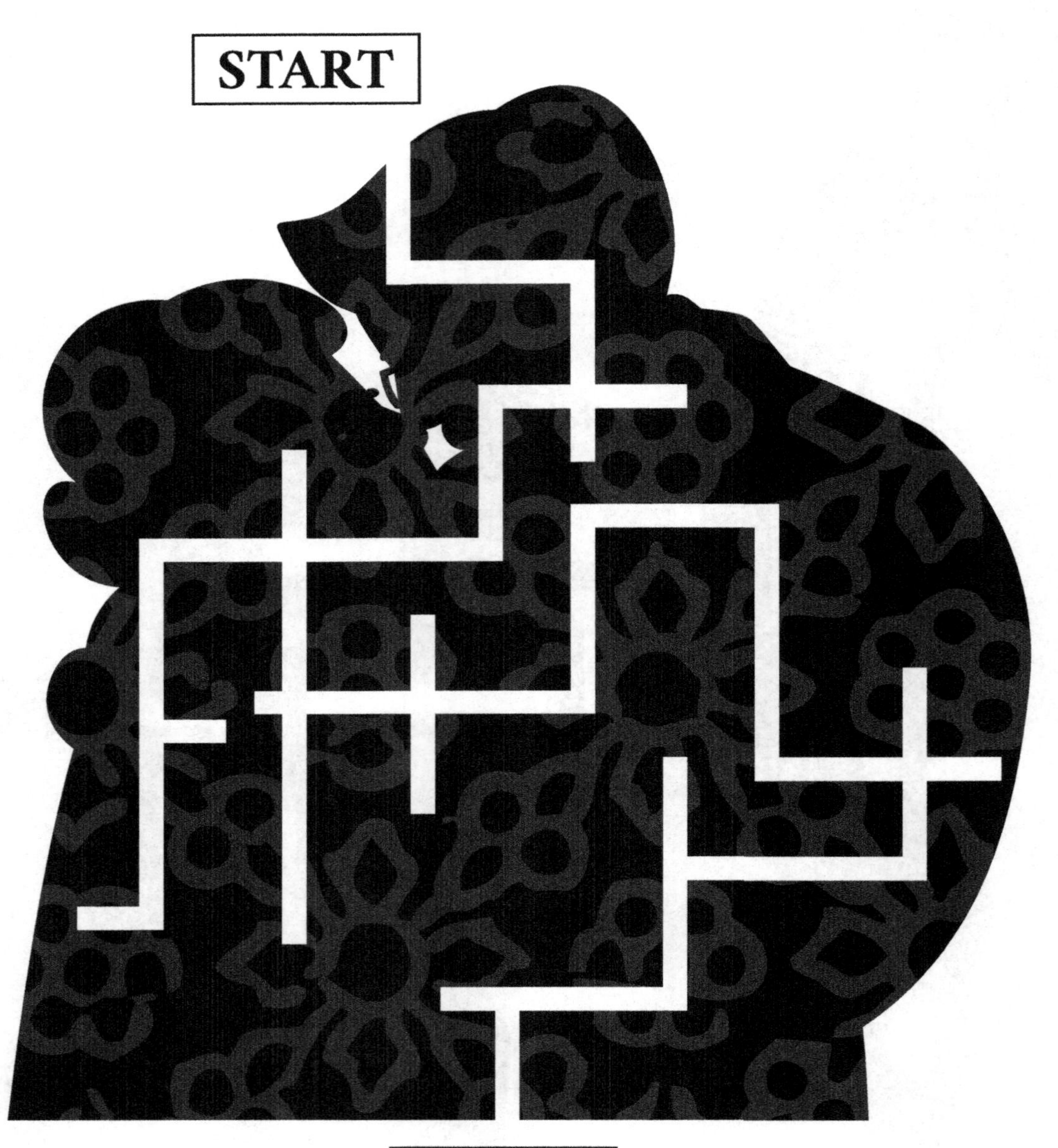

DRAW THE PATH THAT TAKES YOU FROM START TO FINISH

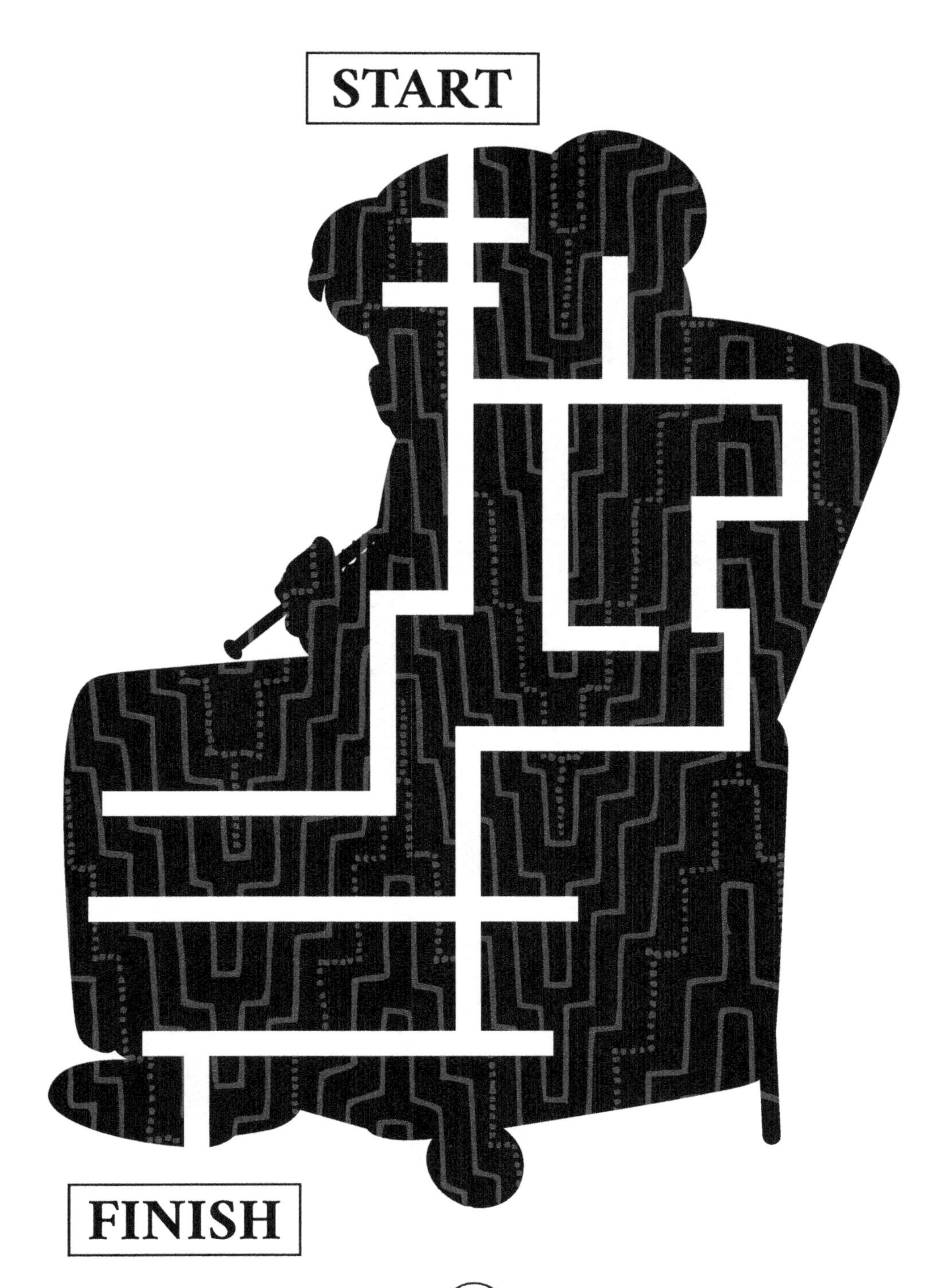

FIND THE DIFFERENCES

FIND 5 DIFFERENCES BETWEEN THE TWO PICTURES.

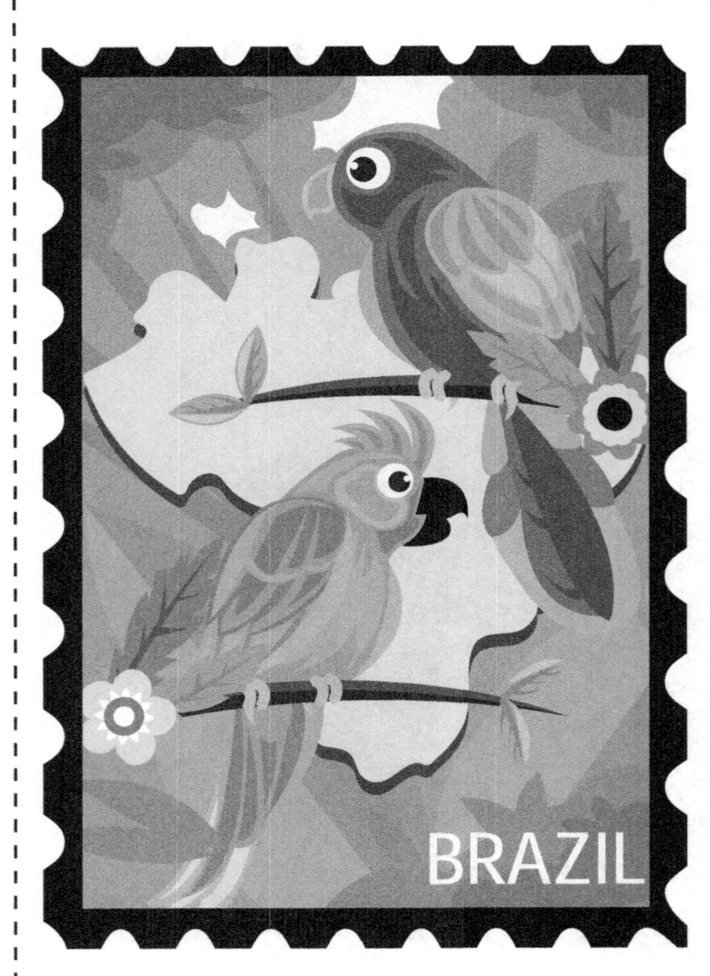

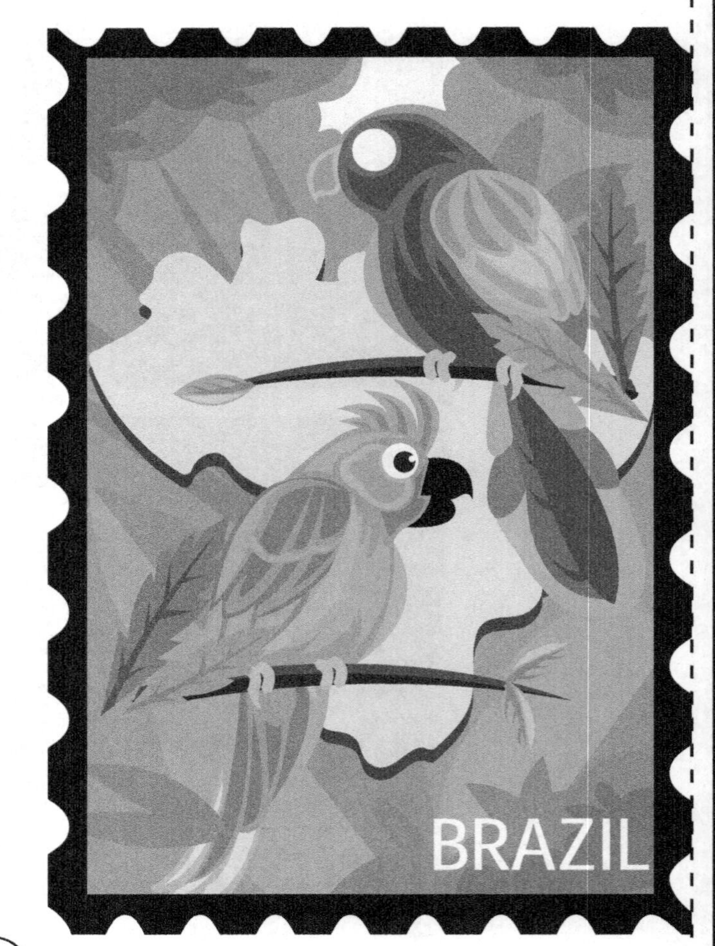

FIND THE DIFFERENCES

FIND 5 DIFFERENCES BETWEEN THE TWO PICTURES.

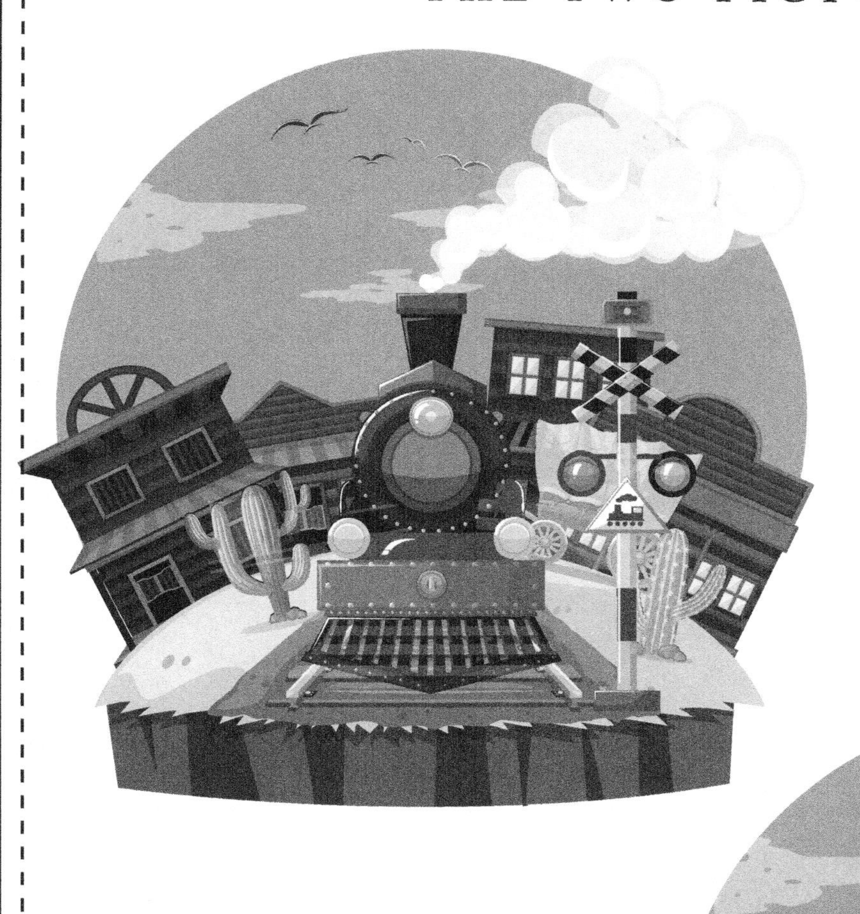

FIND THE DIFFERENCES

FIND 5 DIFFERENCES BETWEEN THE TWO PICTURES.

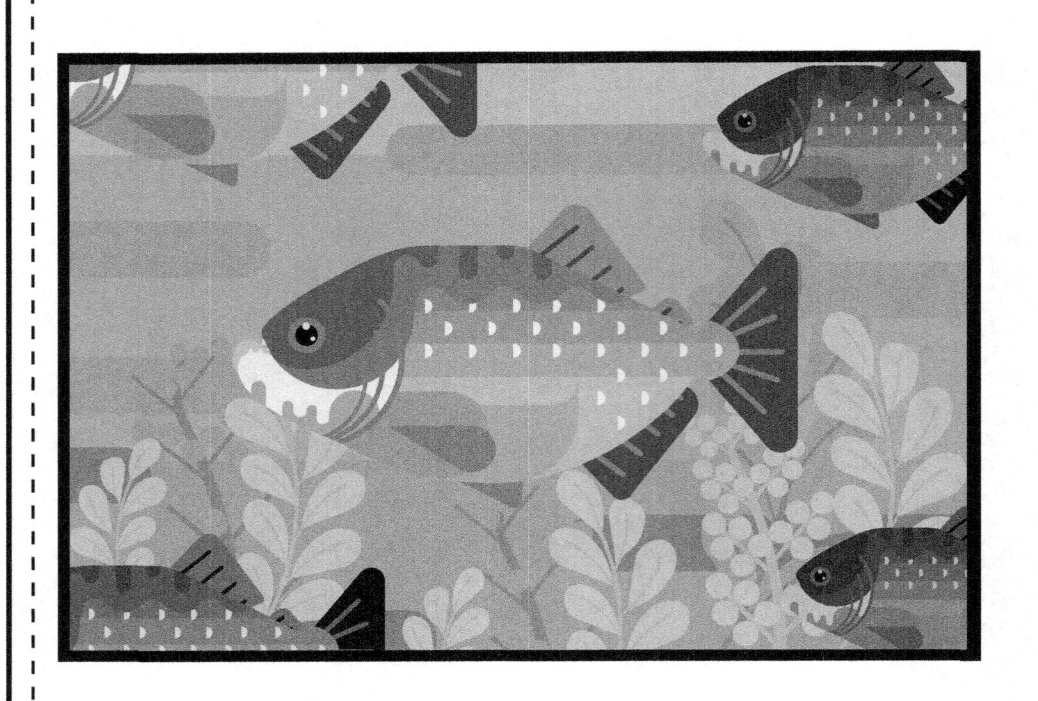

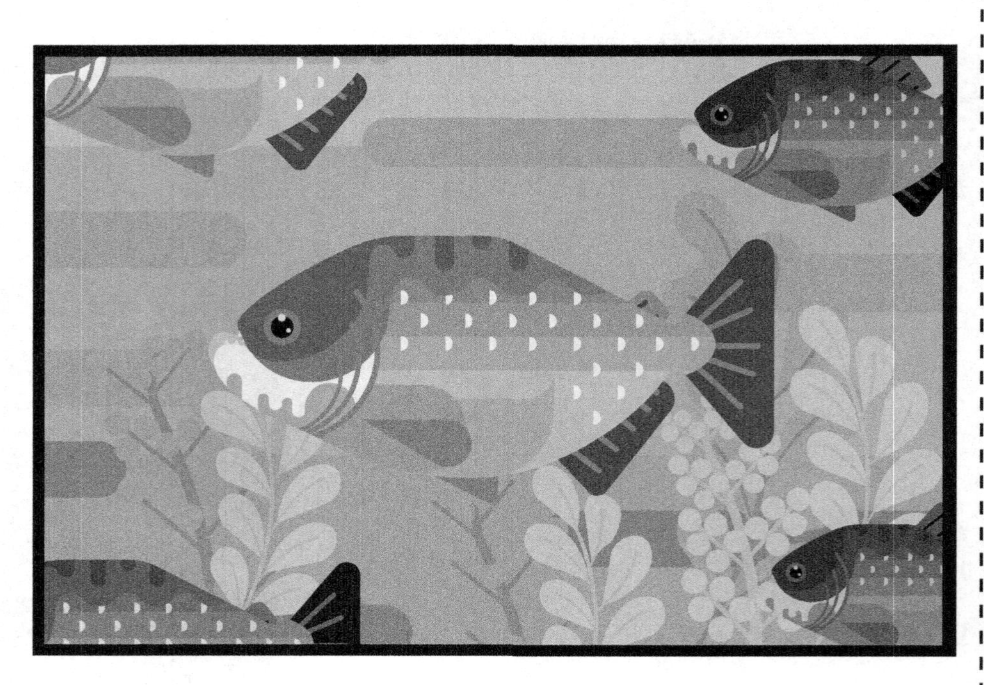

FIND THE DIFFERENCES

FIND 5 DIFFERENCES BETWEEN THE TWO PICTURES.

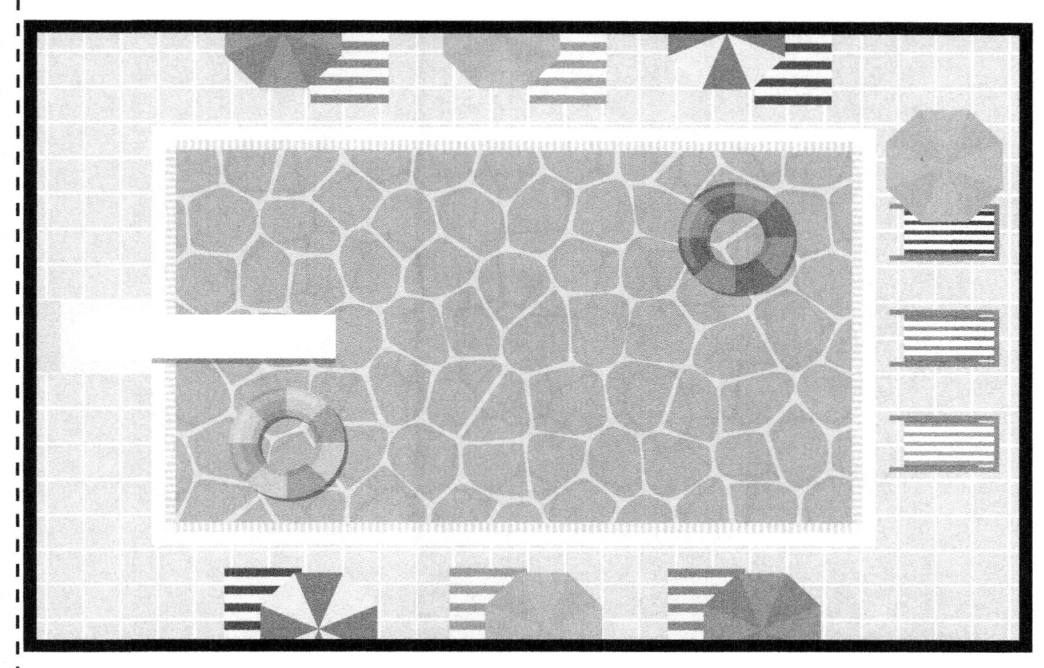

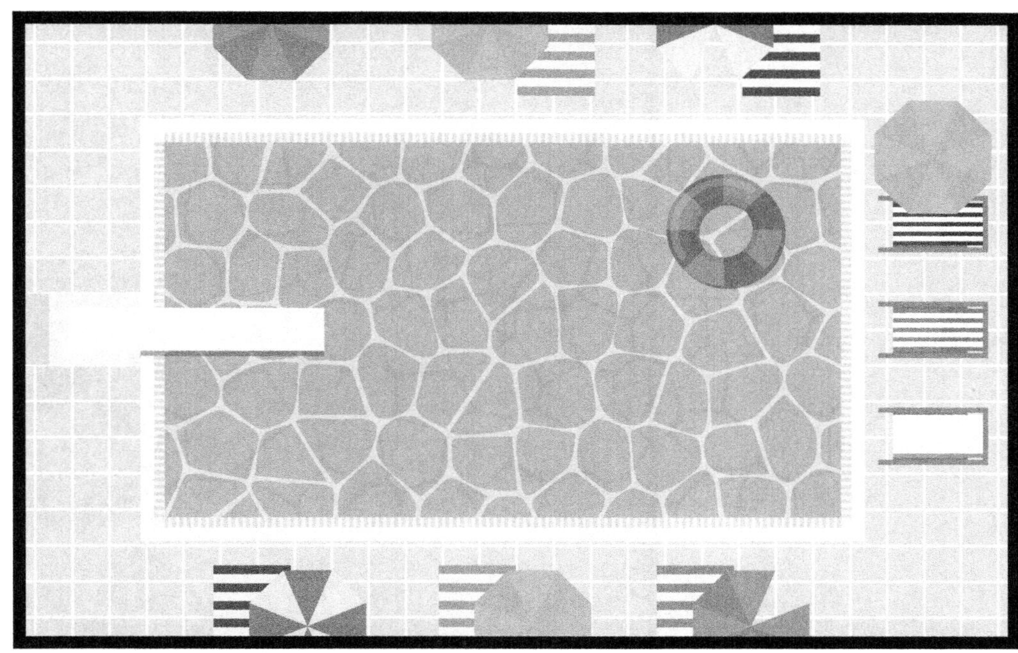

FIND THE DIFFERENCES

FIND 5 DIFFERENCES BETWEEN THE TWO PICTURES.

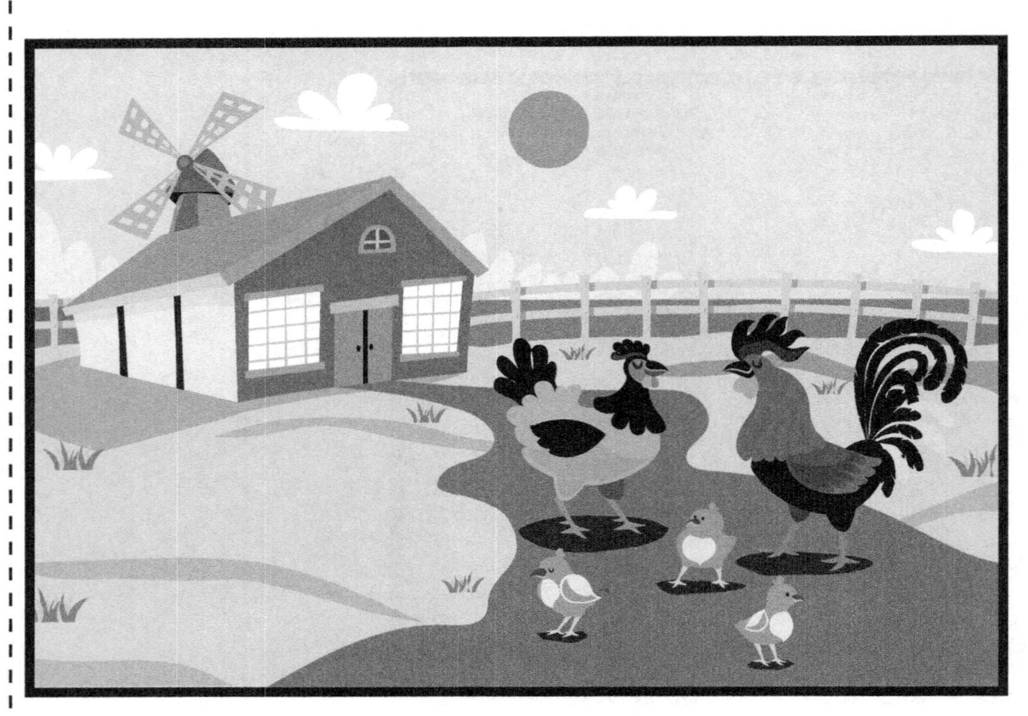

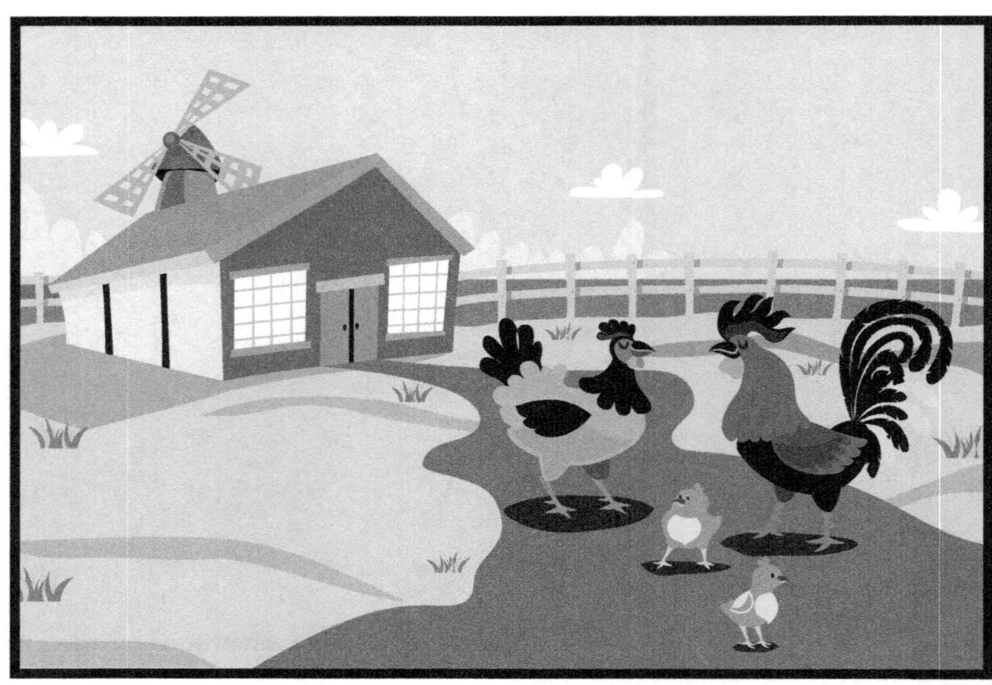

FIND THE DIFFERENCES

FIND 5 DIFFERENCES BETWEEN THE TWO PICTURES.

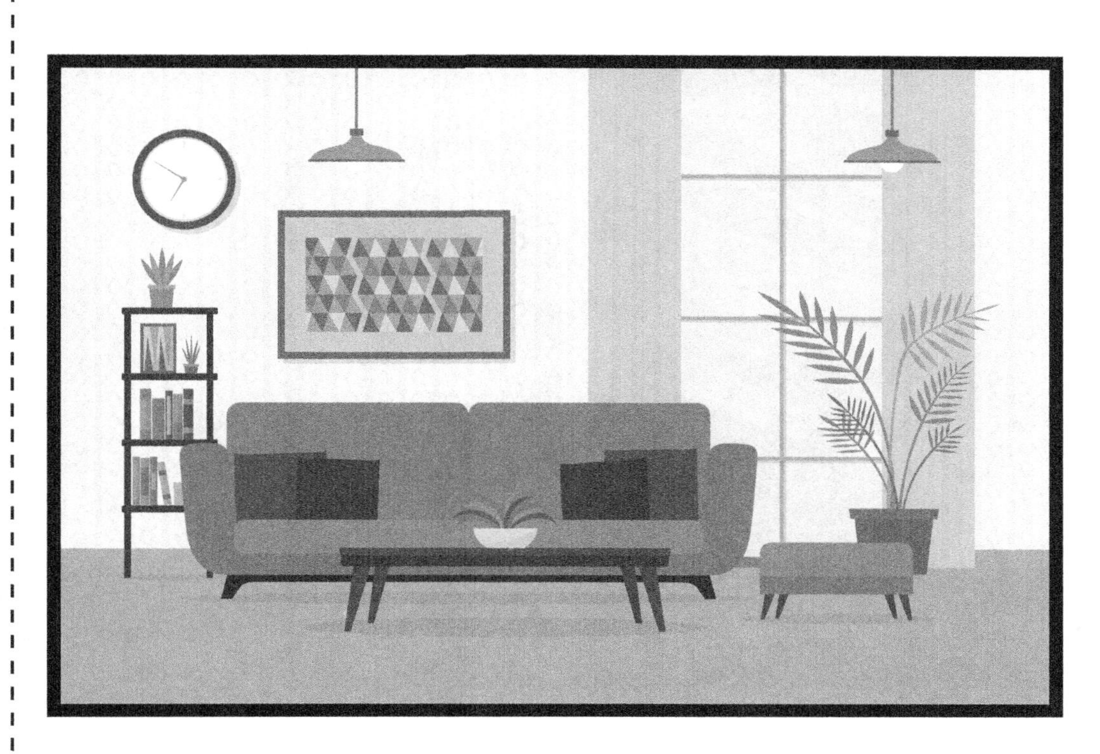

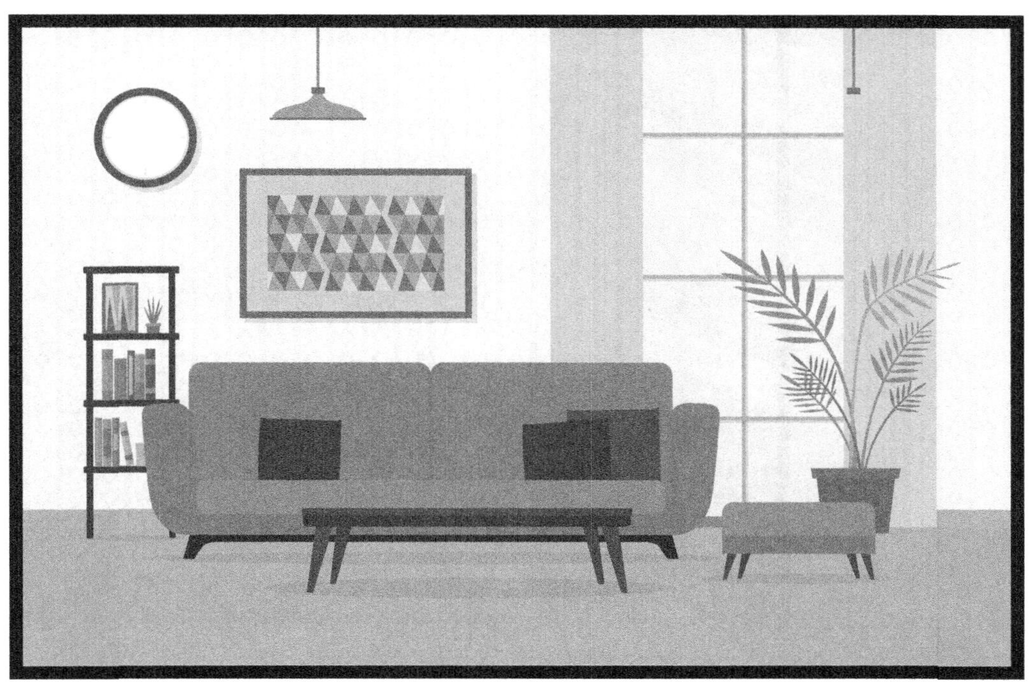

FIND THE DIFFERENCES

FIND 5 DIFFERENCES BETWEEN THE TWO PICTURES.

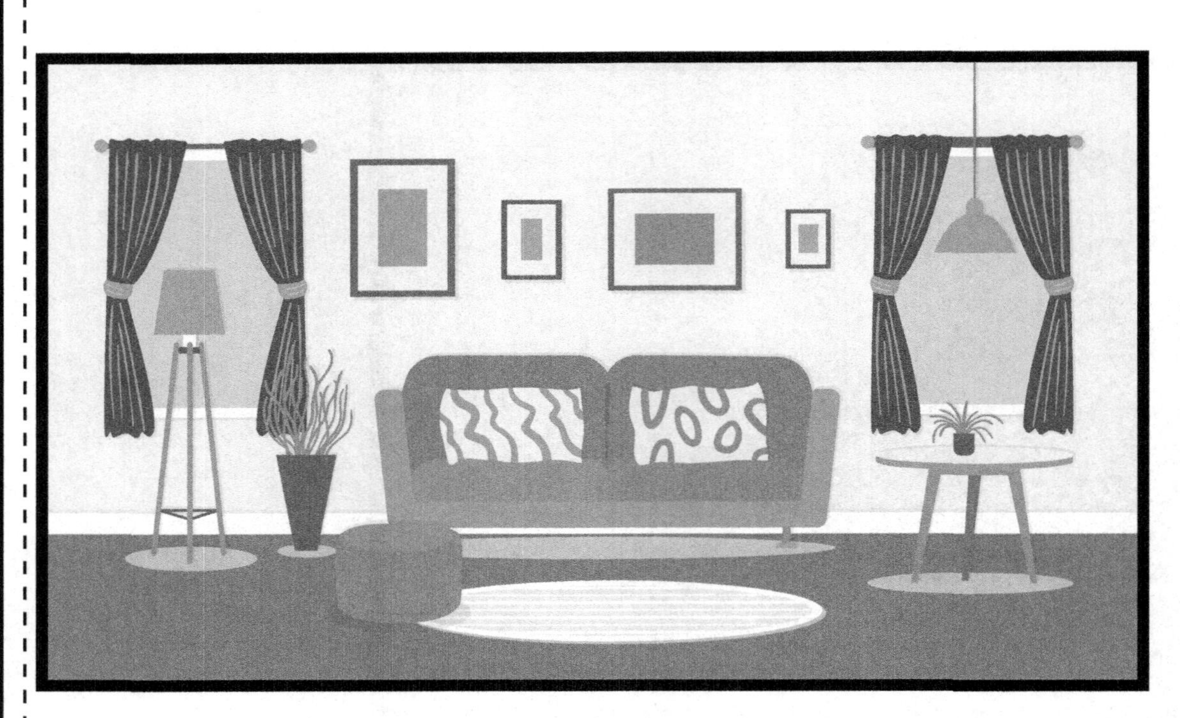

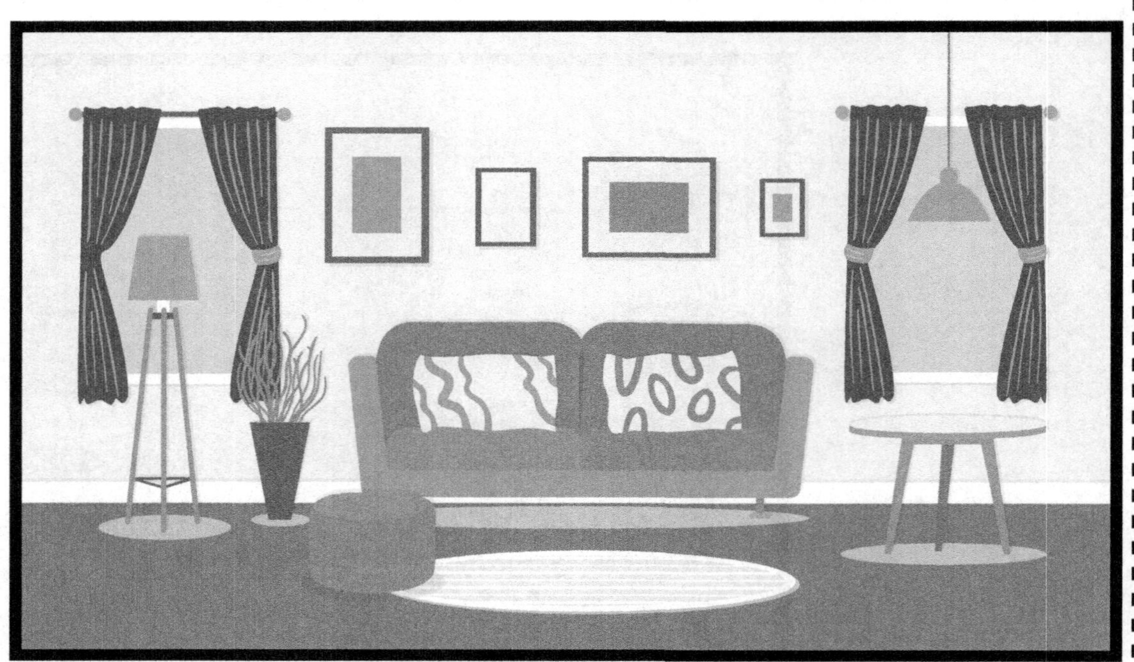

FIND THE DIFFERENCES

FIND 5 DIFFERENCES BETWEEN THE TWO PICTURES.

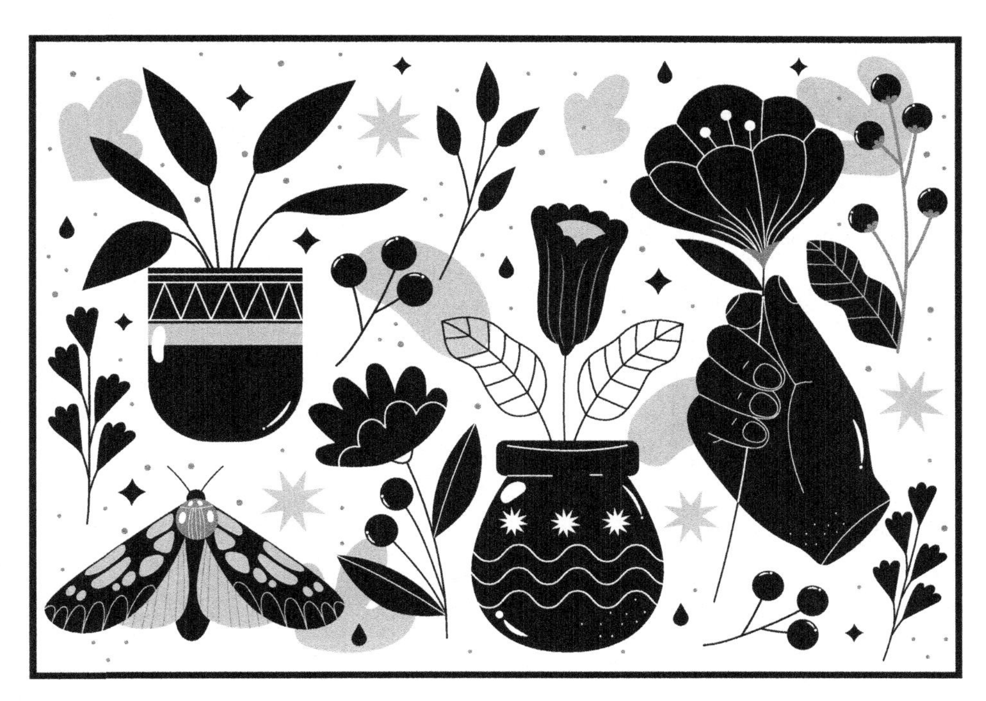

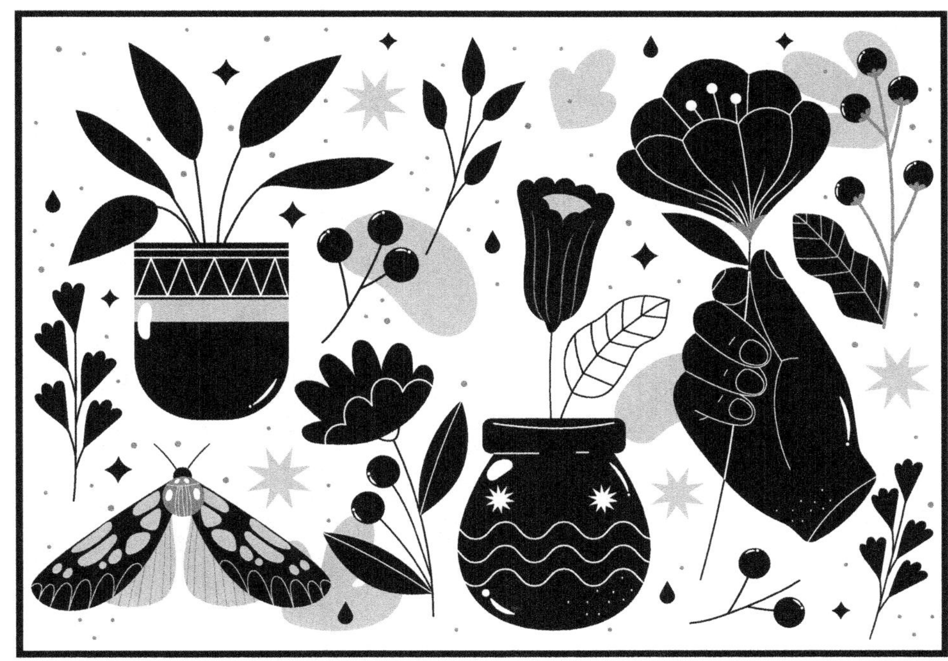

FIND THE DIFFERENCES

FIND 5 DIFFERENCES BETWEEN THE TWO PICTURES.

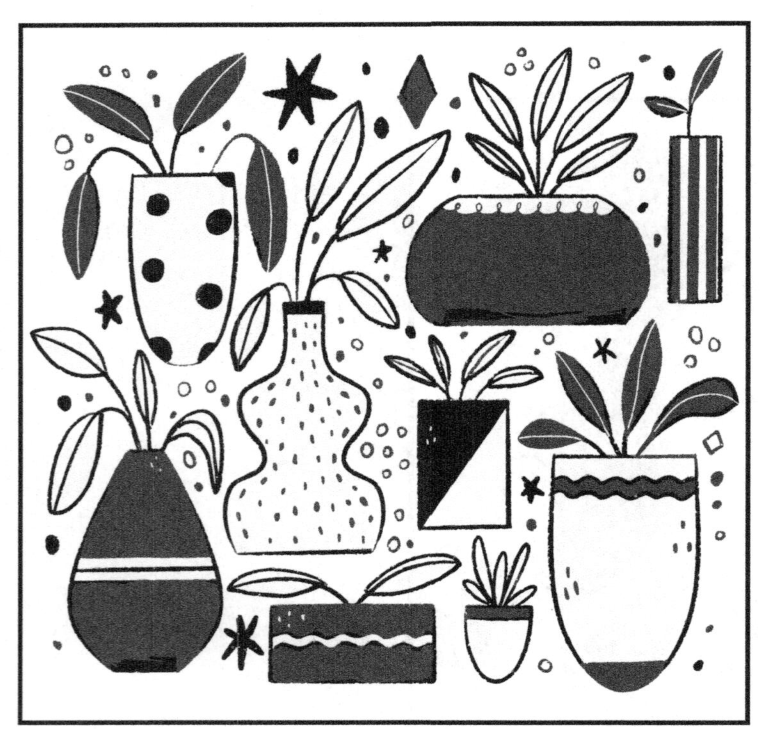

FIND THE DIFFERENCES

FIND 5 DIFFERENCES BETWEEN THE TWO PICTURES.

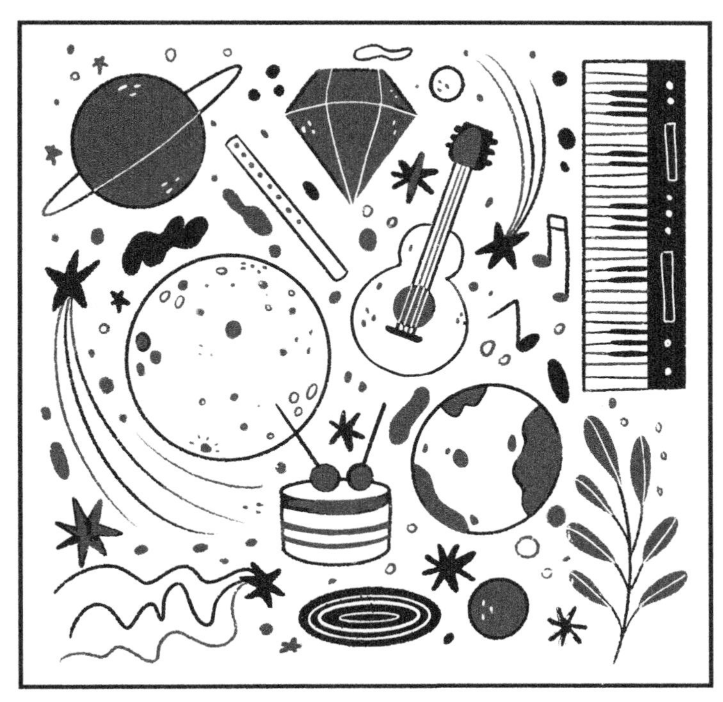

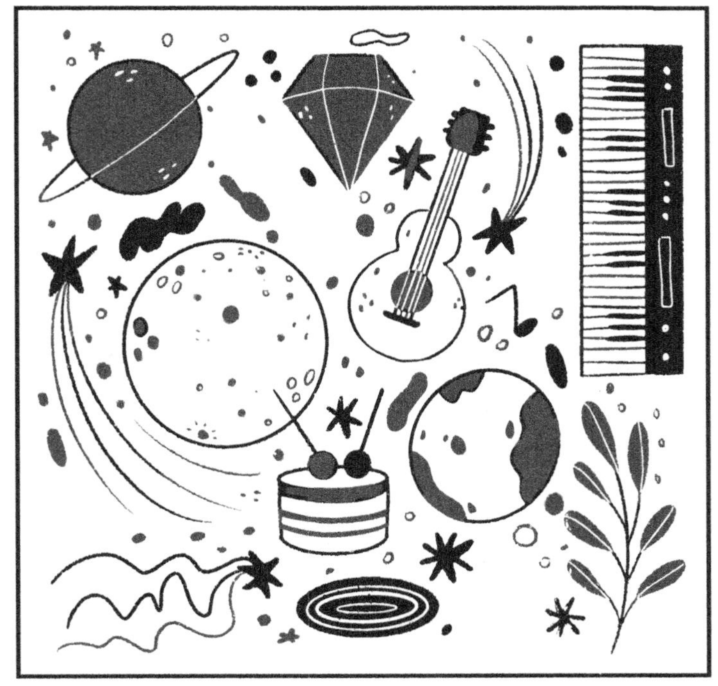

FIND THE DIFFERENCES

FIND 5 DIFFERENCES BETWEEN THE TWO PICTURES.

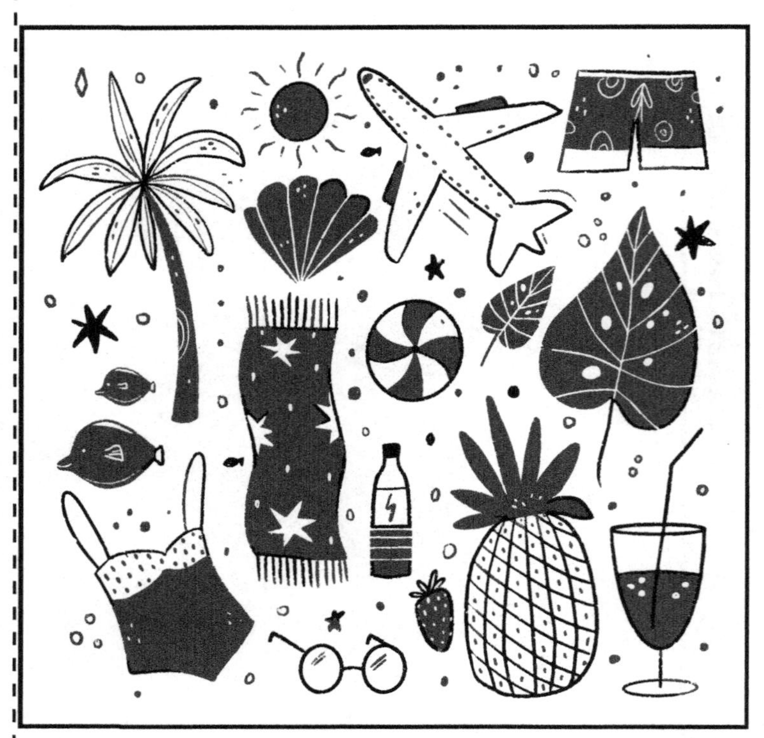

FIND THE DIFFERENCES

FIND 5 DIFFERENCES BETWEEN THE TWO PICTURES.

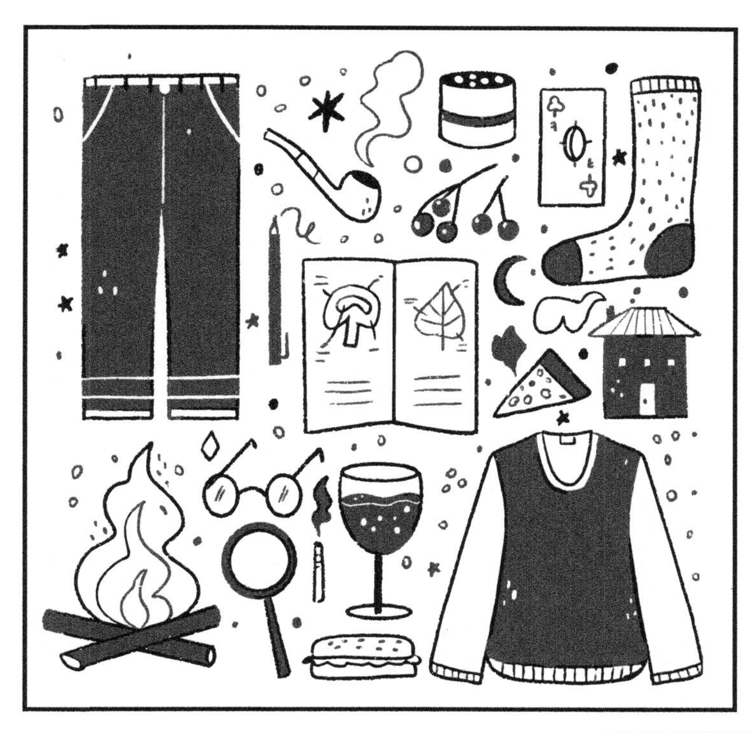

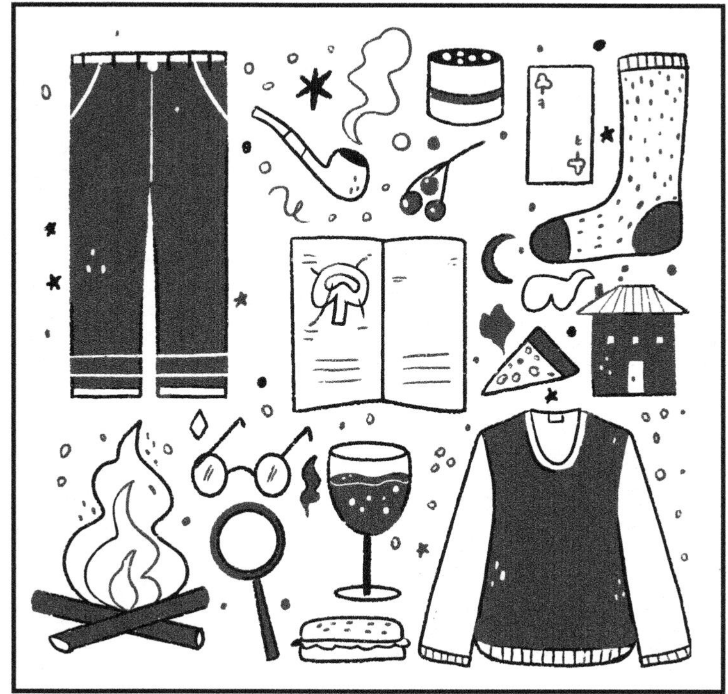

FIND THE DIFFERENCES

FIND 5 DIFFERENCES BETWEEN THE TWO PICTURES.

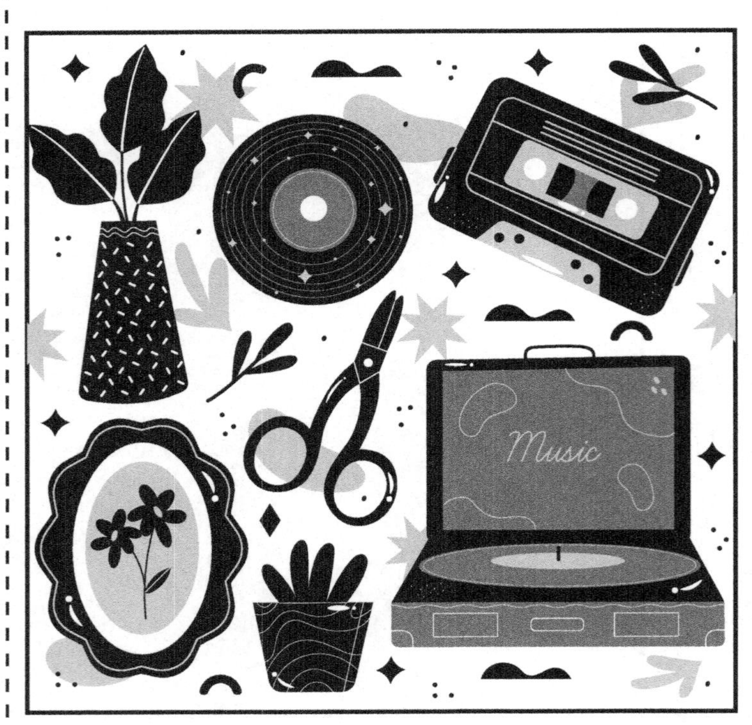

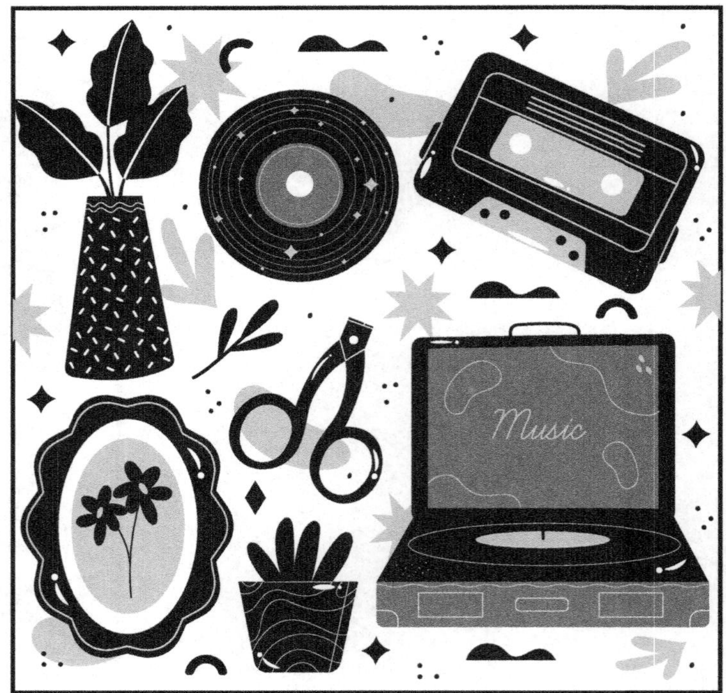

FIND THE DIFFERENCES

FIND 5 DIFFERENCES BETWEEN THE TWO PICTURES.

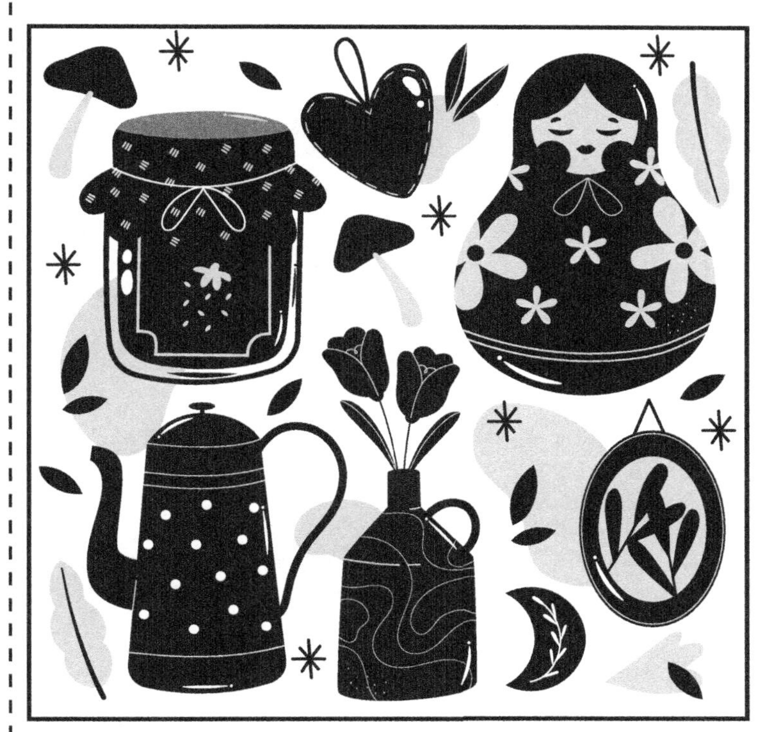

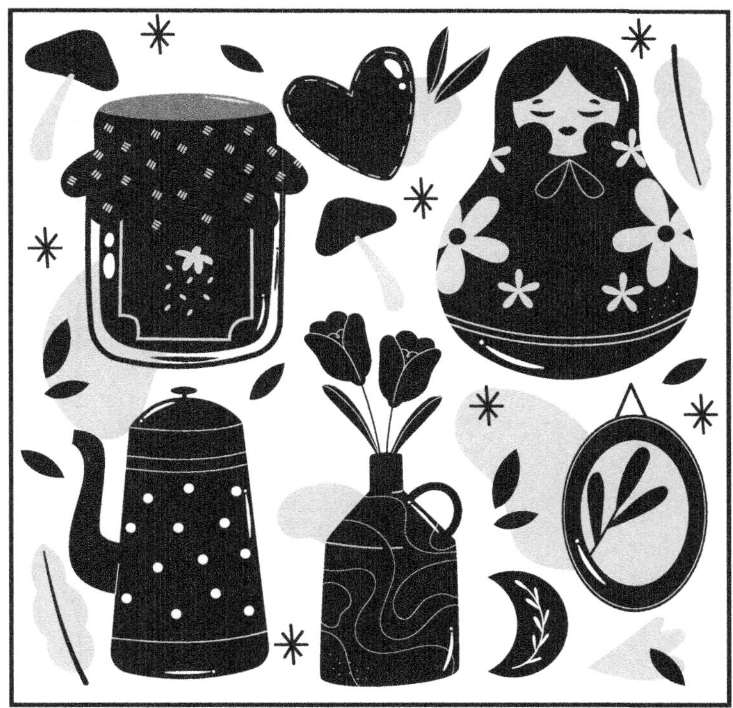

FIND THE DIFFERENCES

FIND 5 DIFFERENCES BETWEEN THE TWO PICTURES.

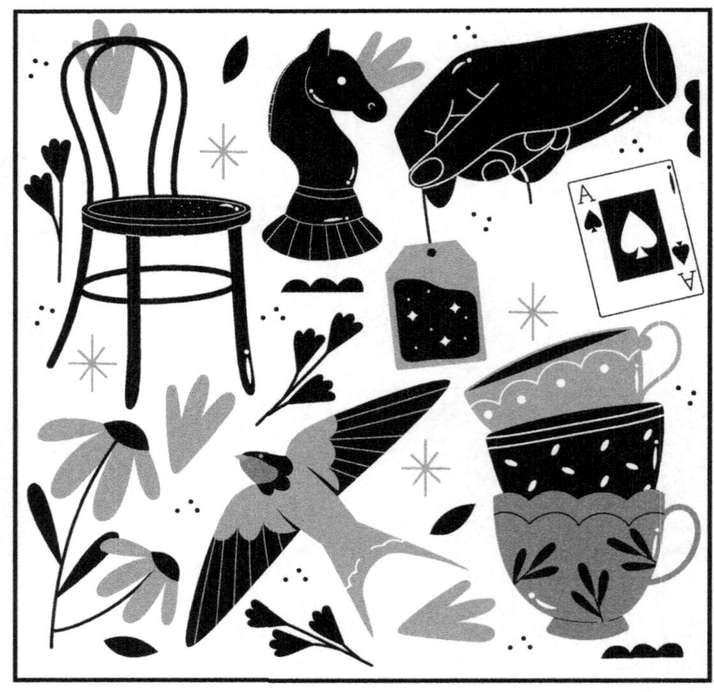

FIND THE DIFFERENCES

FIND 5 DIFFERENCES BETWEEN THE TWO PICTURES.

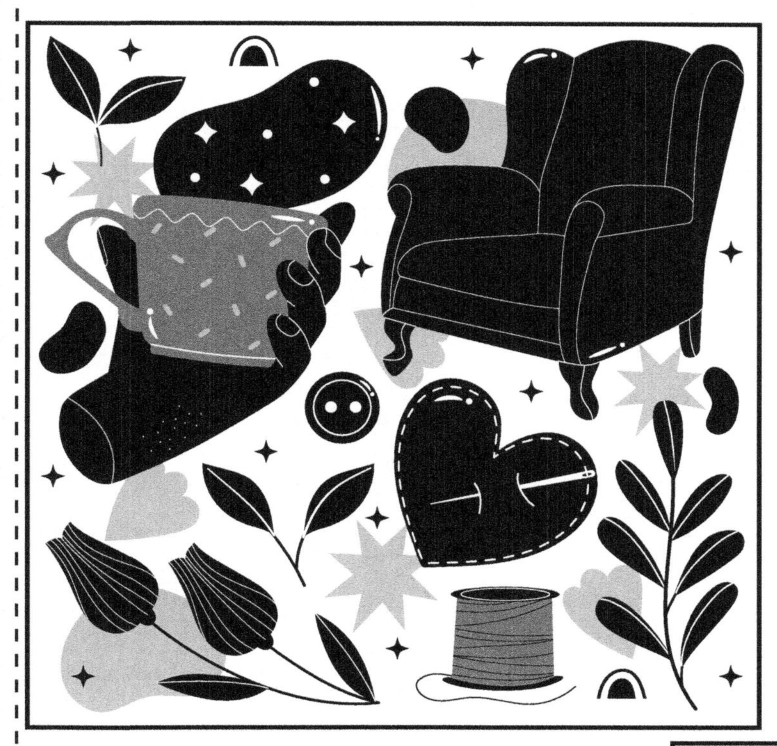

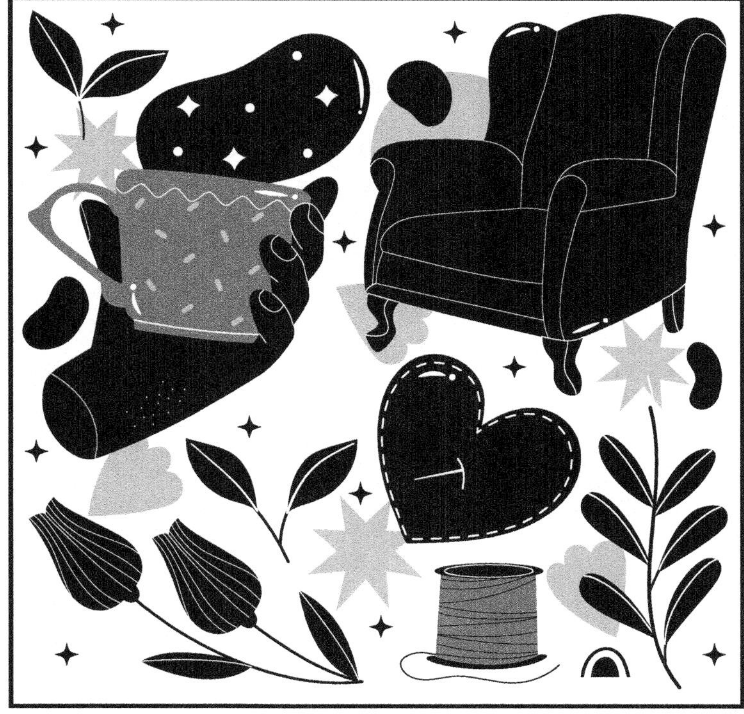

FIND THE DIFFERENCES

FIND 5 DIFFERENCES BETWEEN THE TWO PICTURES.

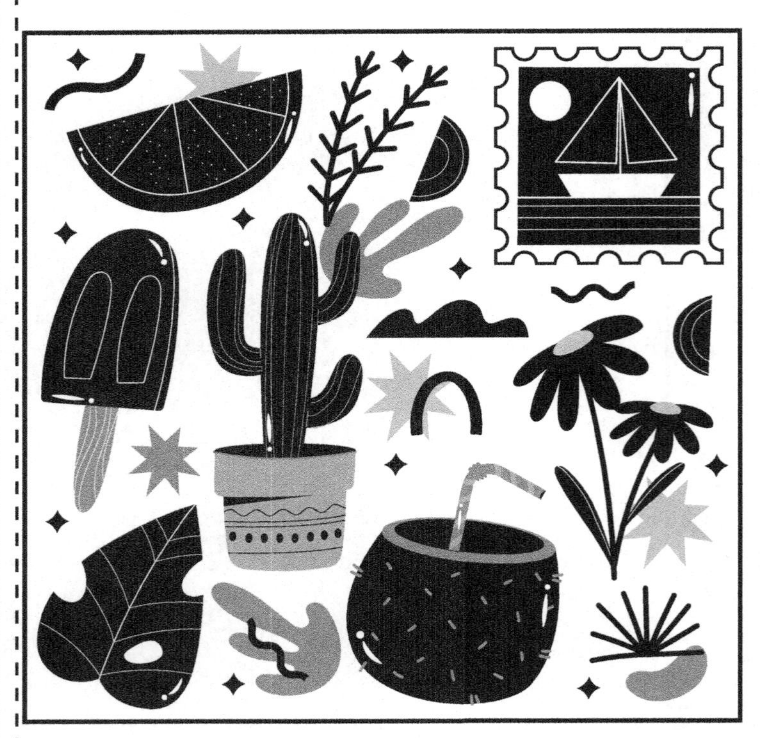

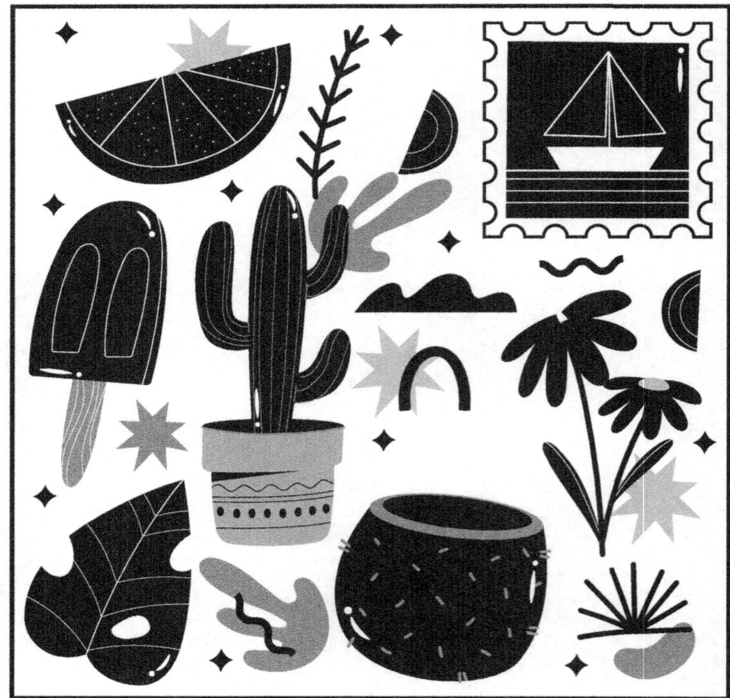

FIND THE DIFFERENCES

FIND 5 DIFFERENCES BETWEEN THE TWO PICTURES.

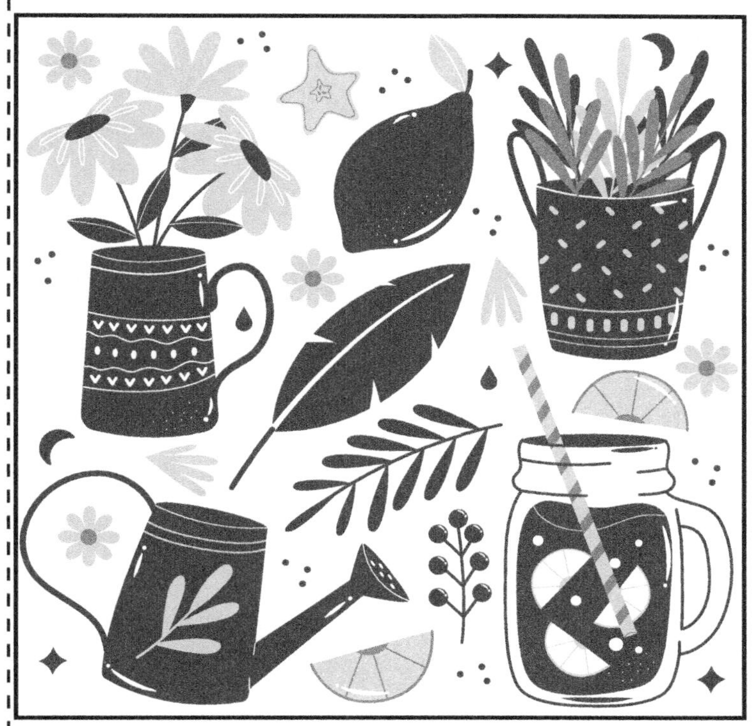

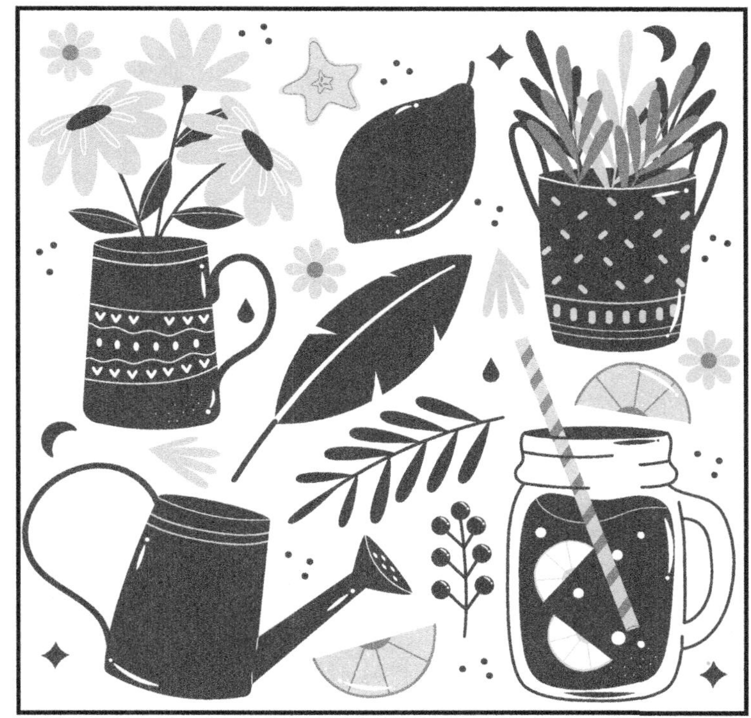

FIND THE DIFFERENCES

FIND 5 DIFFERENCES BETWEEN THE TWO PICTURES.

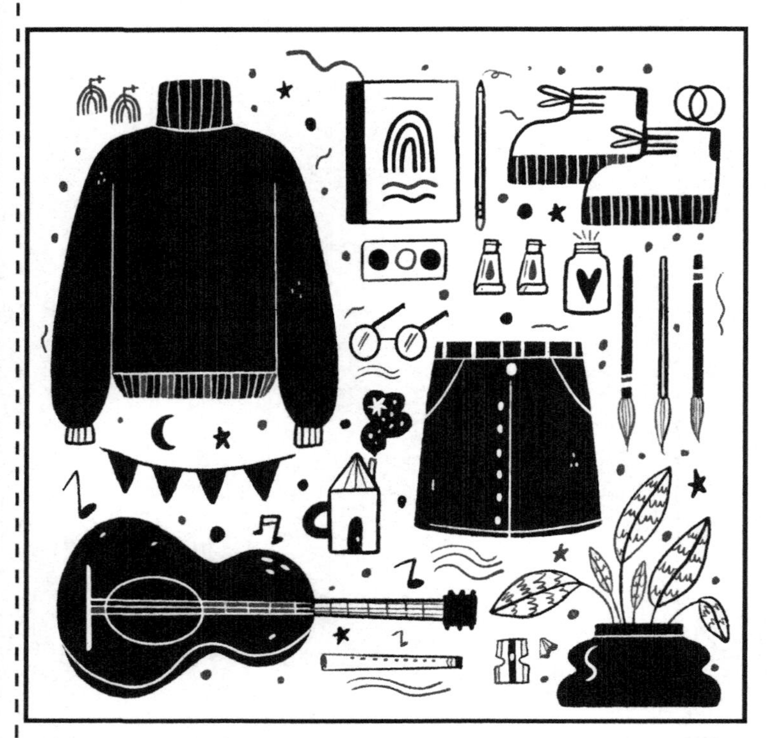

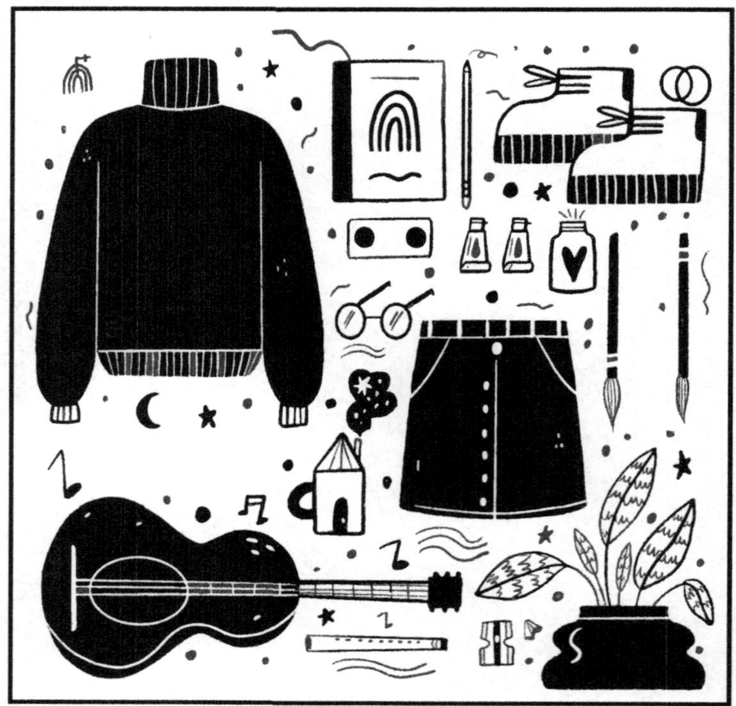

FIND THE DIFFERENCES

FIND 5 DIFFERENCES BETWEEN THE TWO PICTURES.

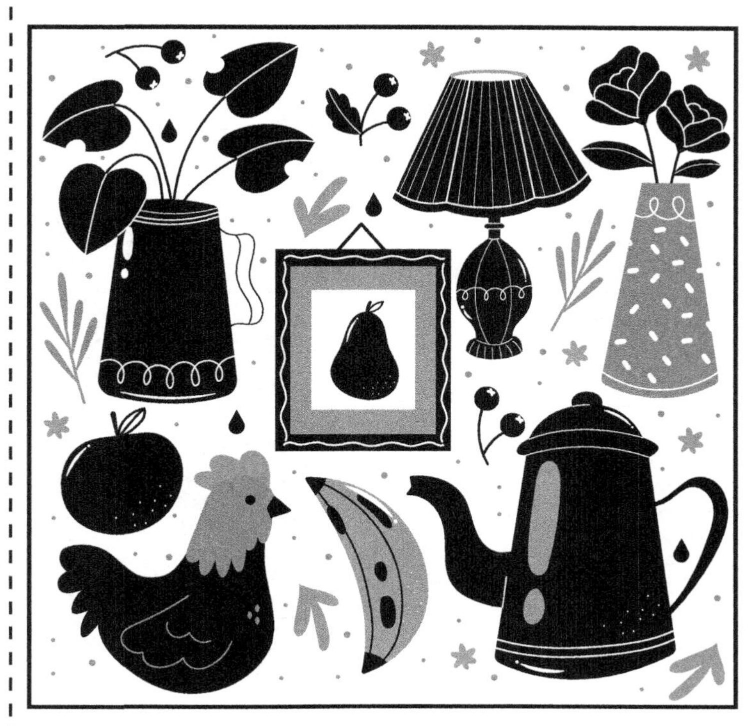

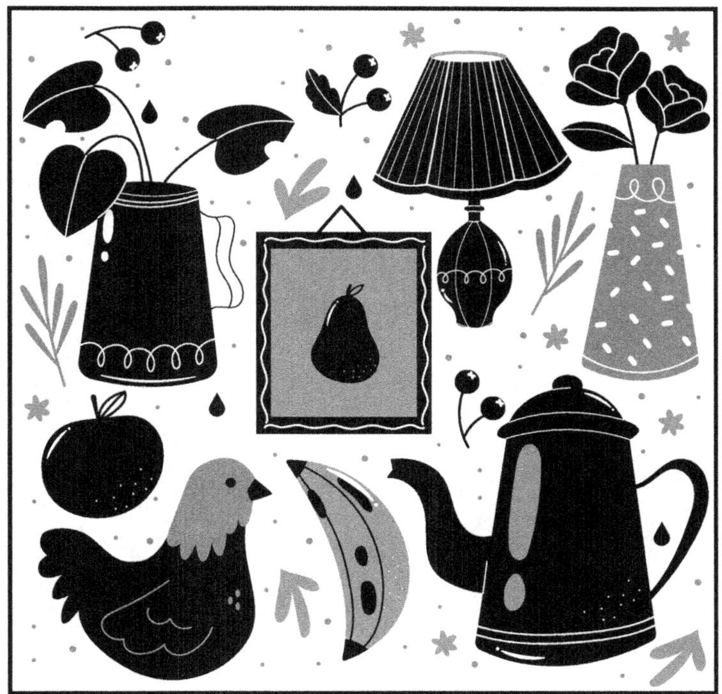

FIND THE SHADOW THAT FITS THE PICTURE.

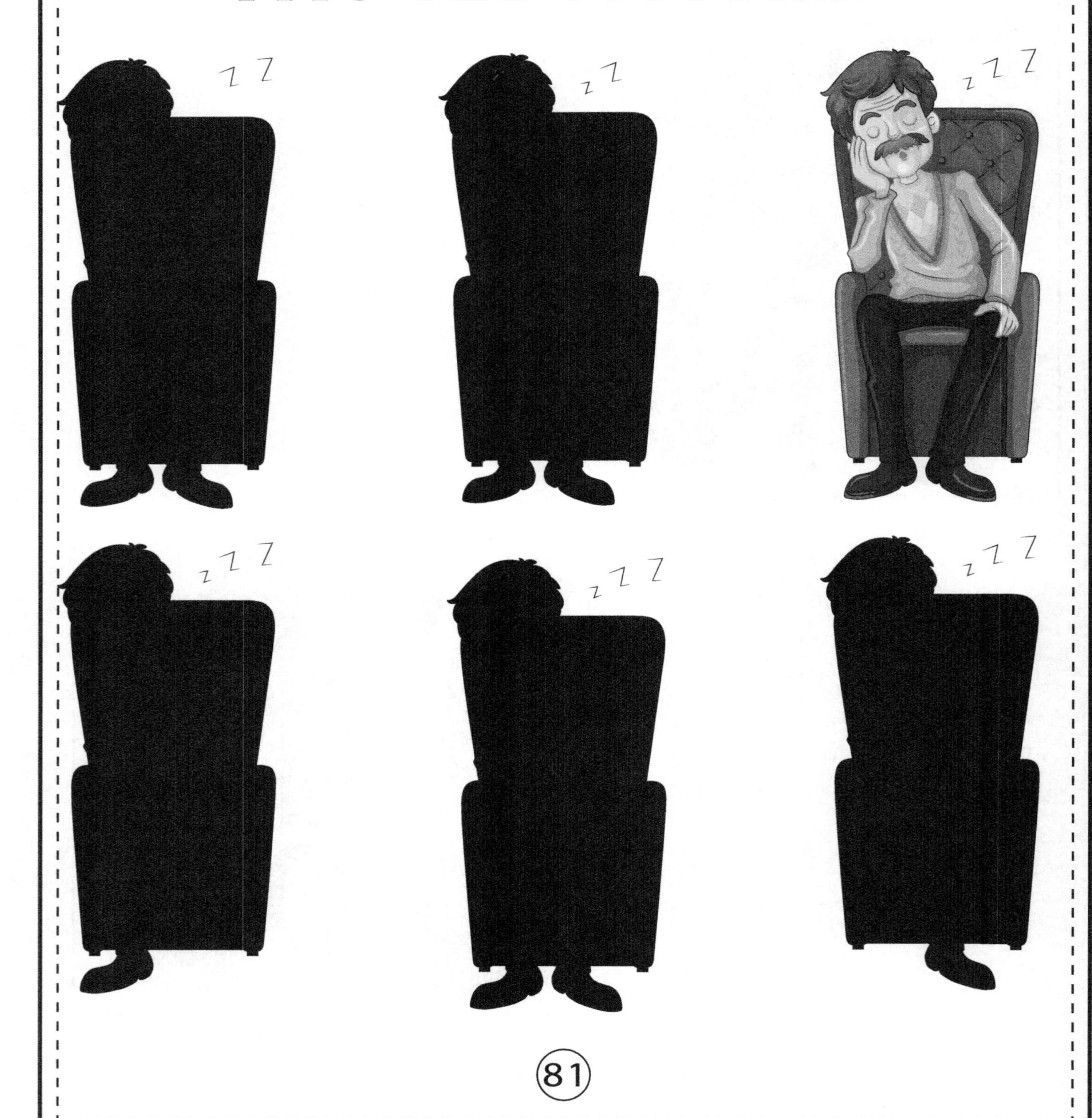

FIND THE SHADOW THAT FITS THE PICTURE.

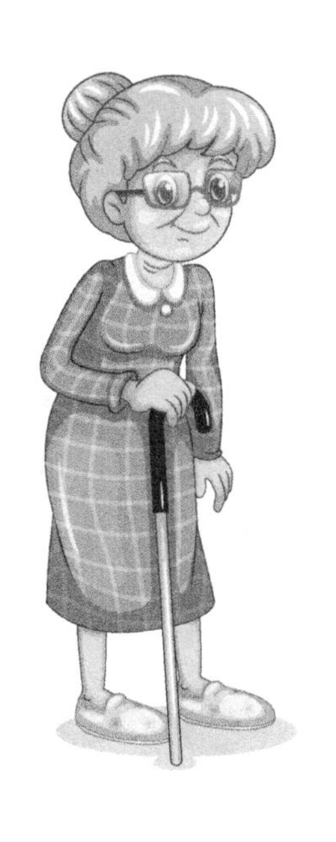

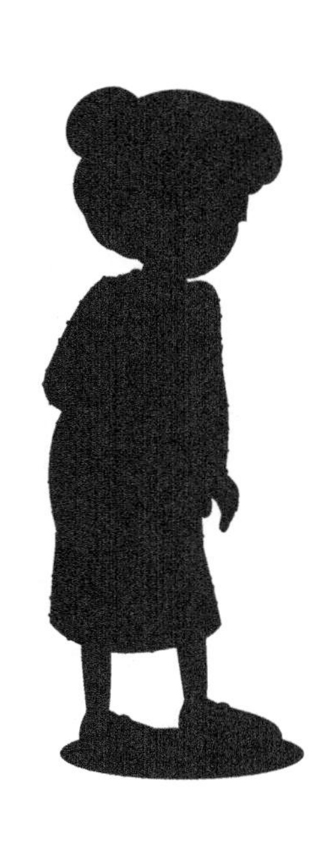

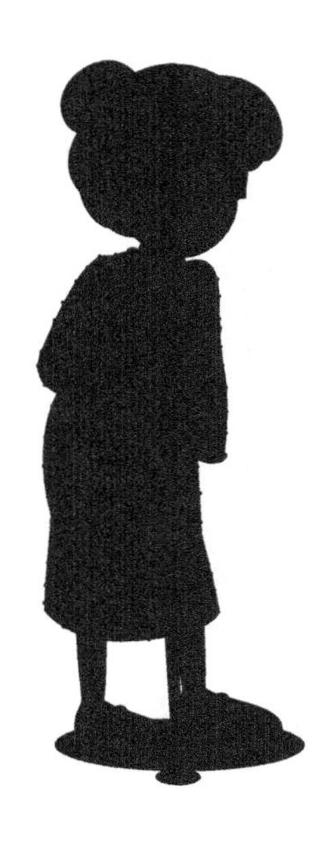

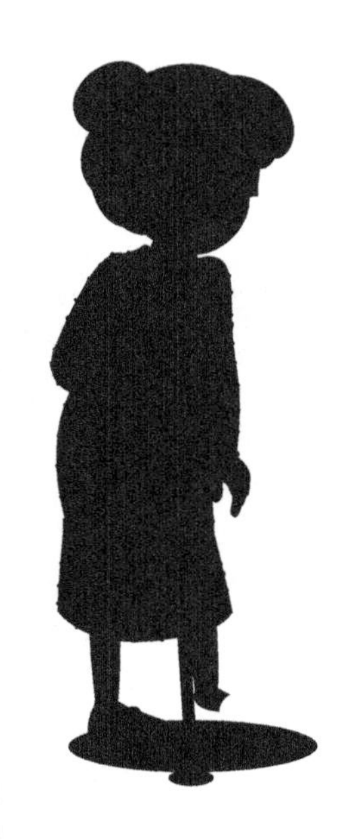

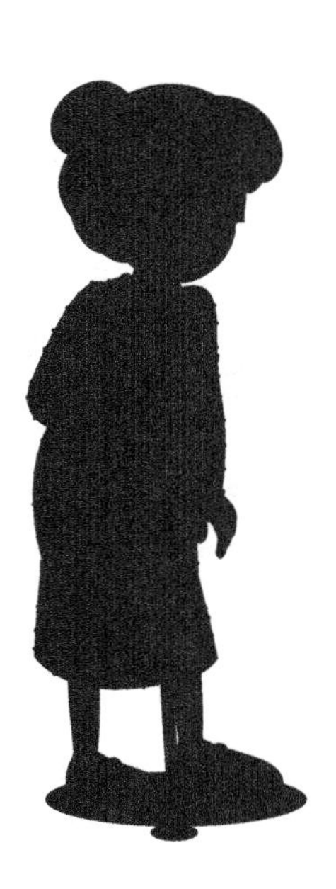

SHADOW FINDER

FIND THE SHADOW THAT FITS THE PICTURE.

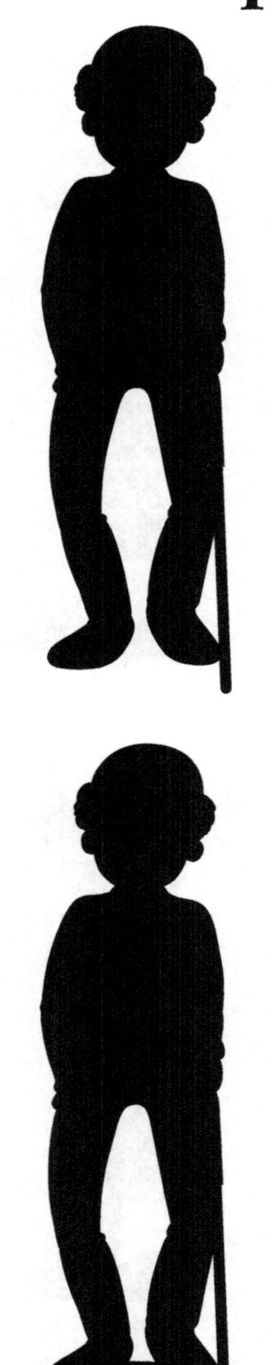

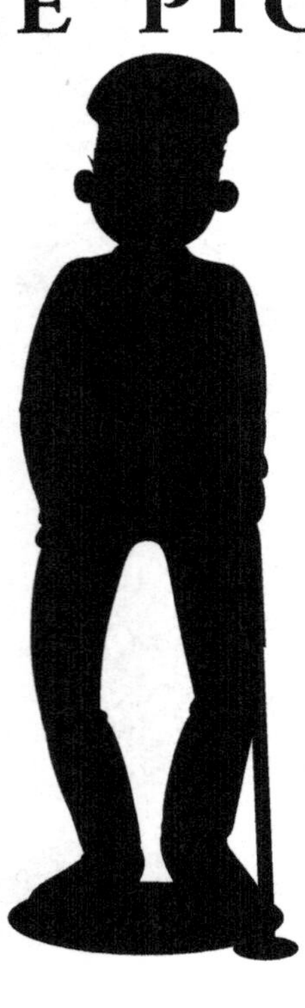

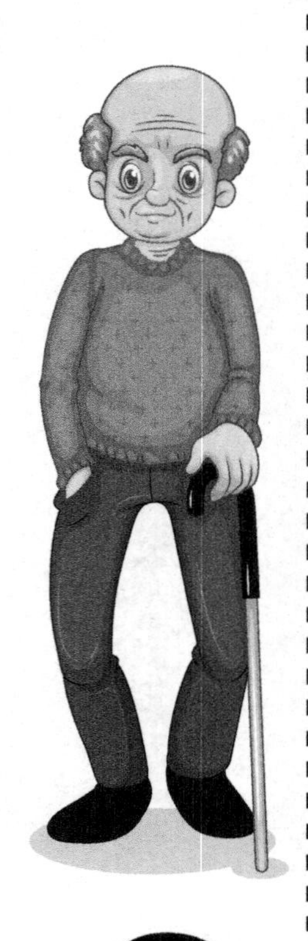

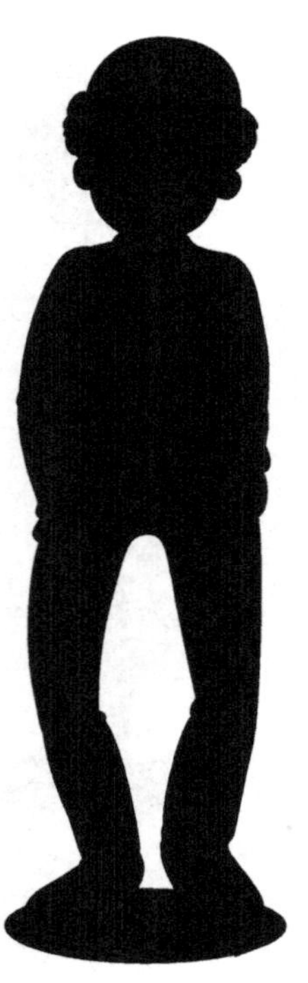

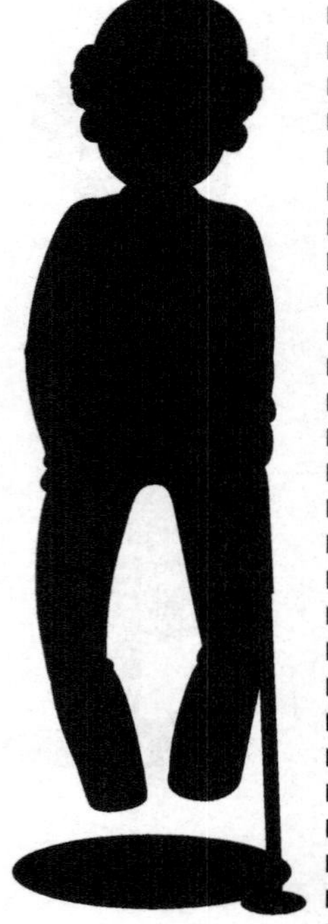

FIND THE SHADOW THAT FITS THE PICTURE.

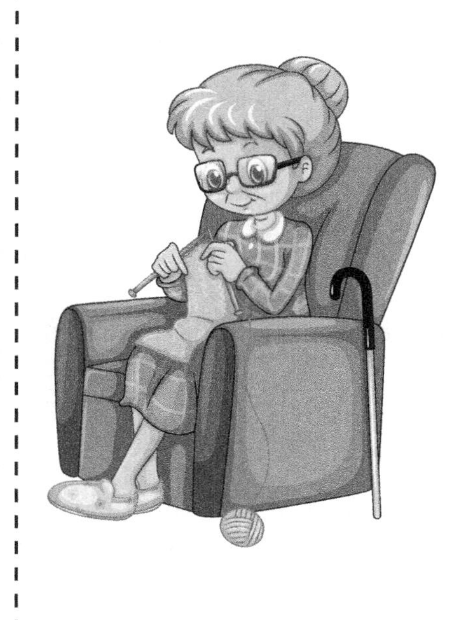
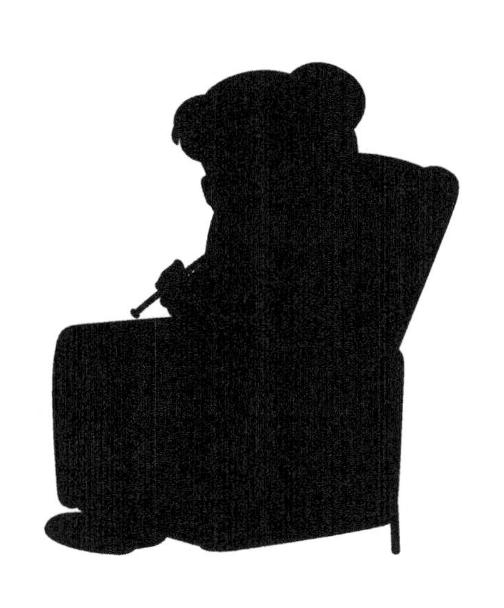
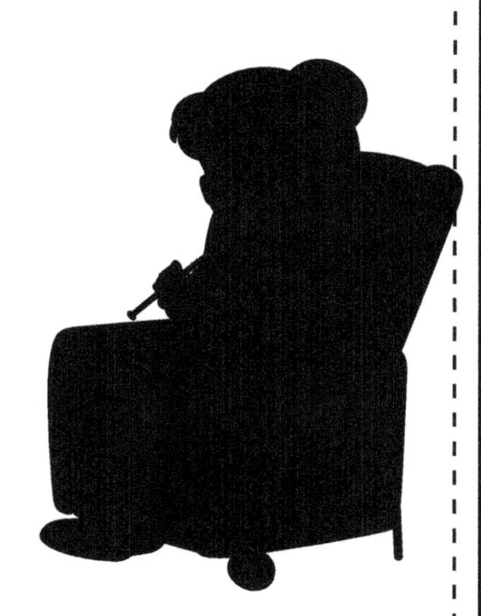
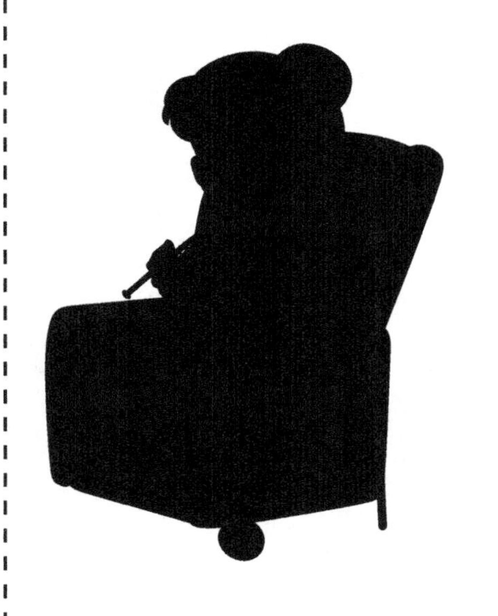
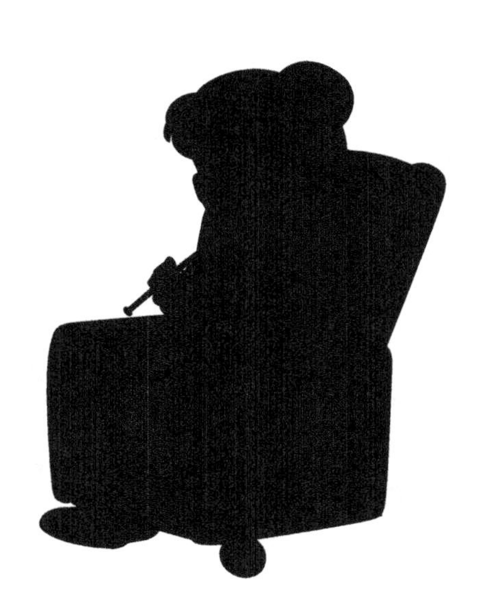
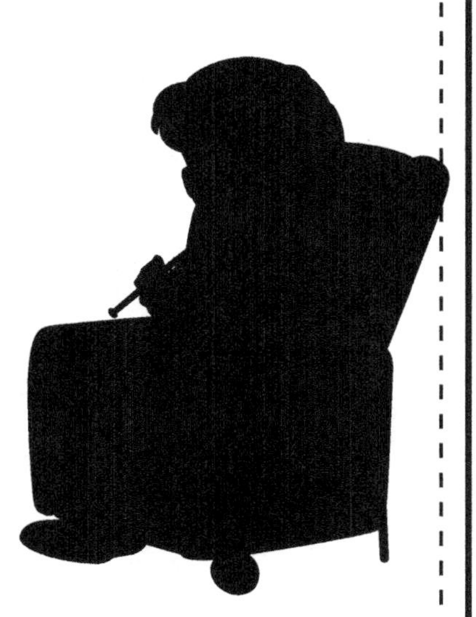

SHADOW FINDER

FIND THE SHADOW THAT FITS THE PICTURE.

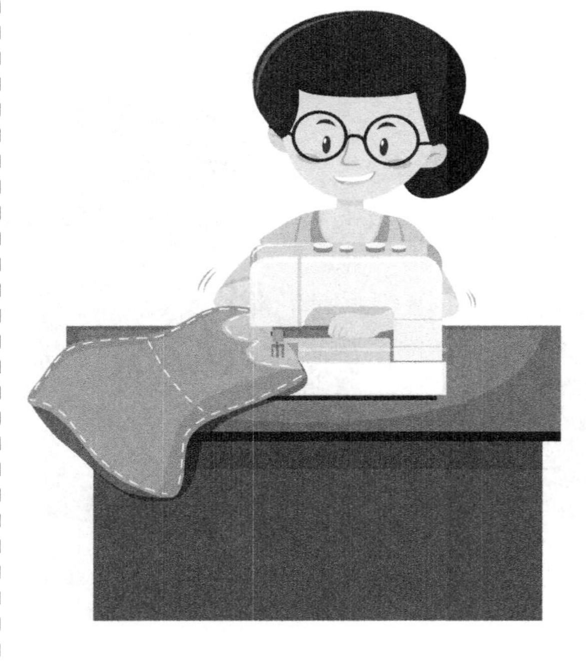

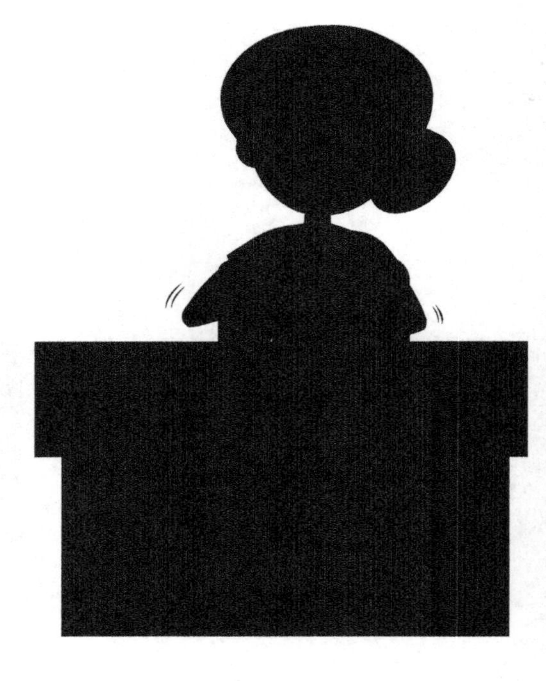

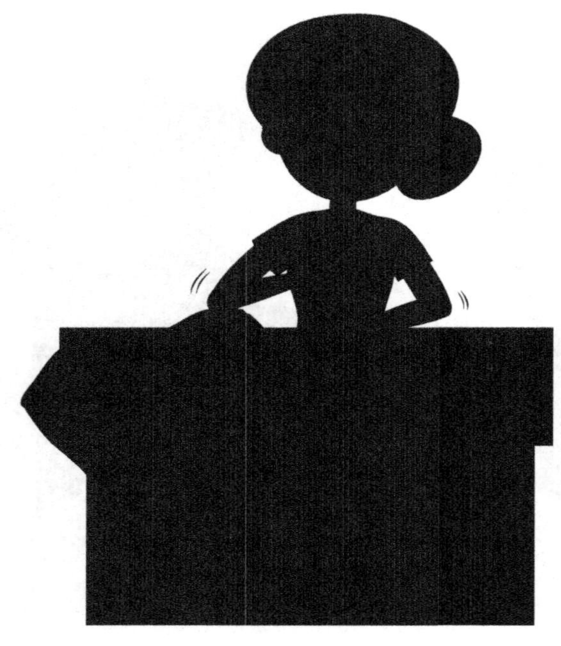

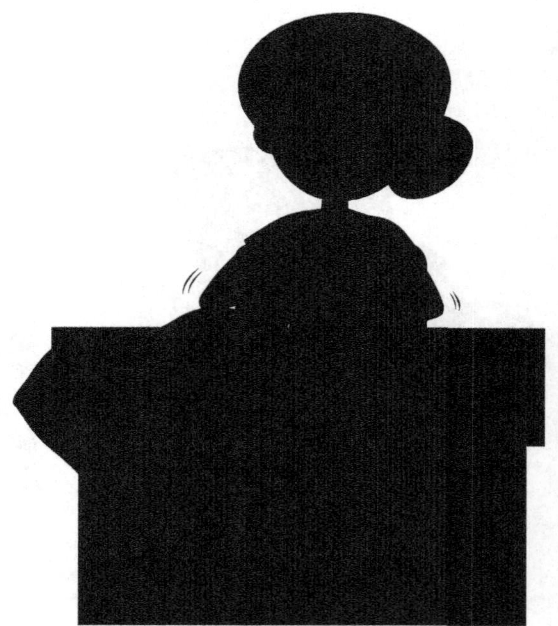

FIND THE SHADOW THAT FITS THE PICTURE.

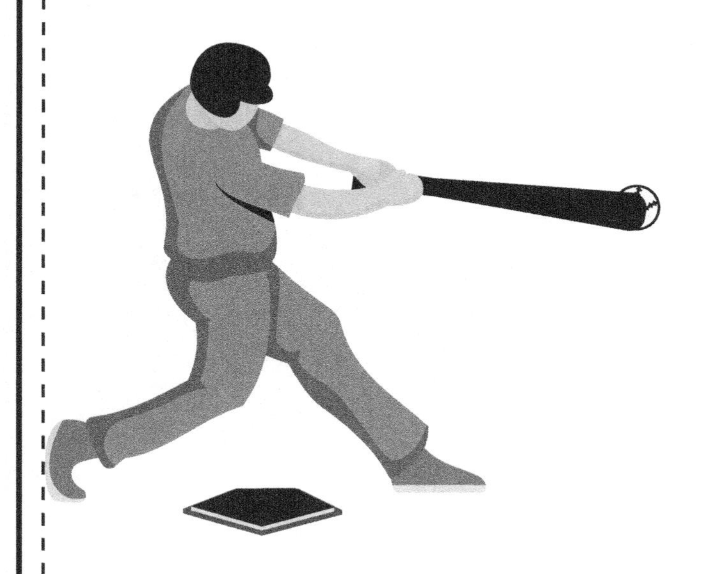

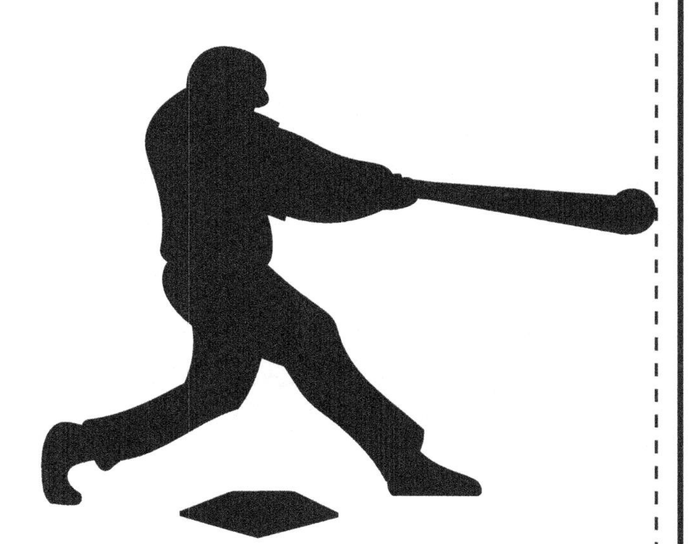

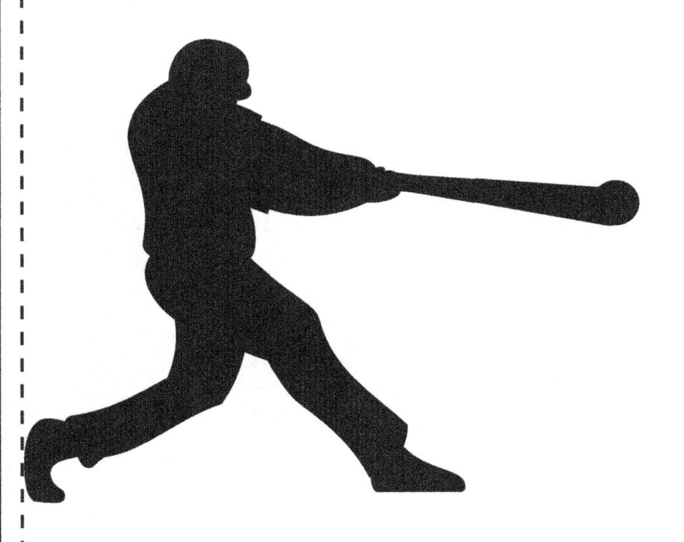

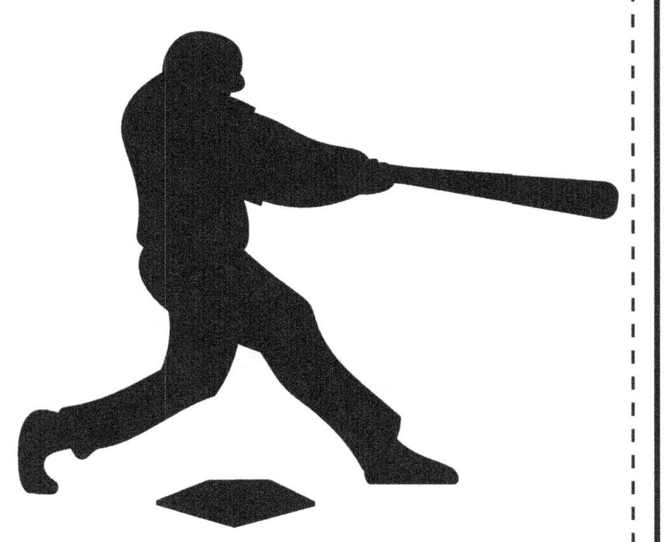

FIND THE SHADOW THAT FITS THE PICTURE.

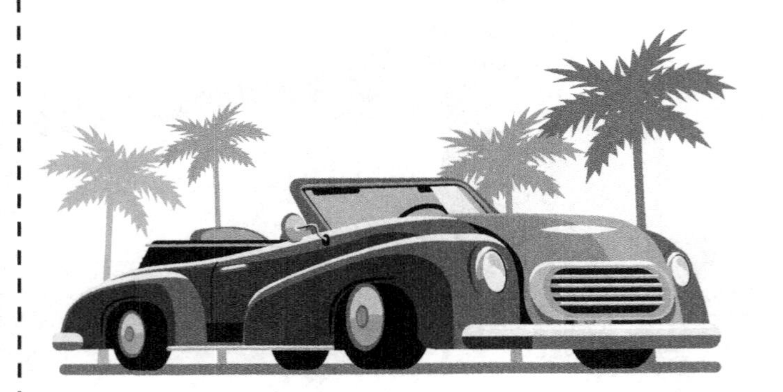

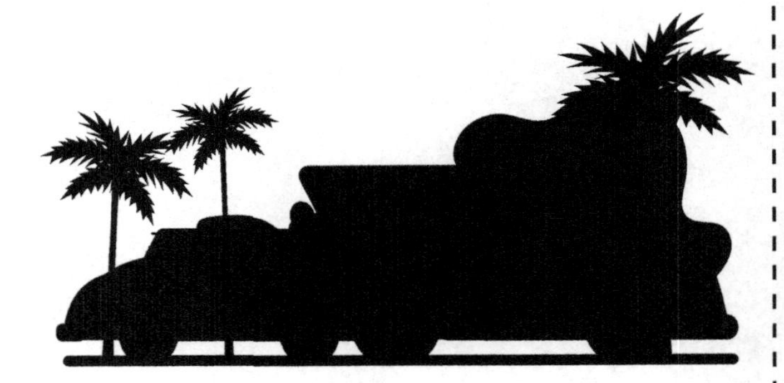

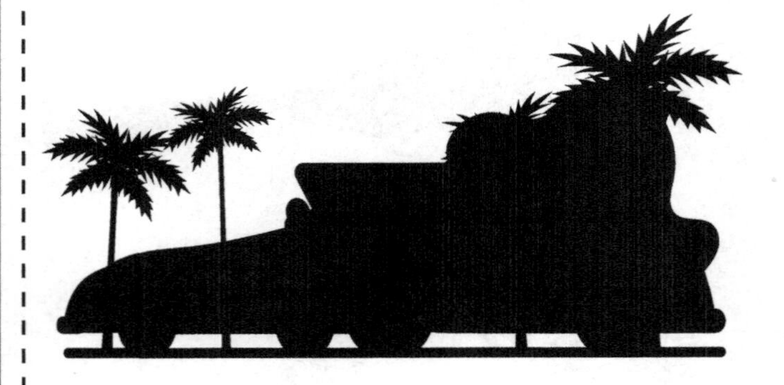

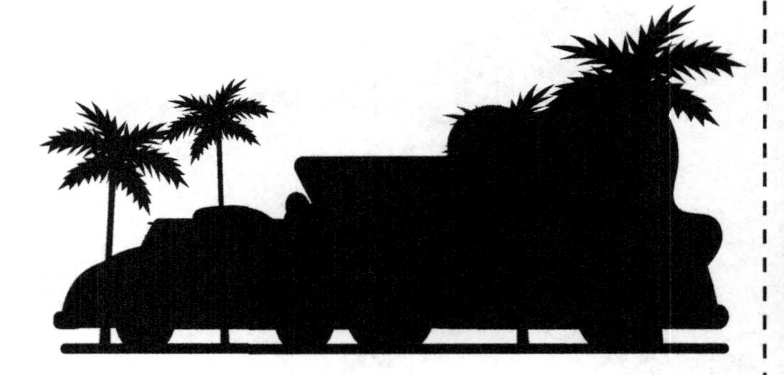

SHADOW FINDER

FIND THE SHADOW THAT FITS THE PICTURE.

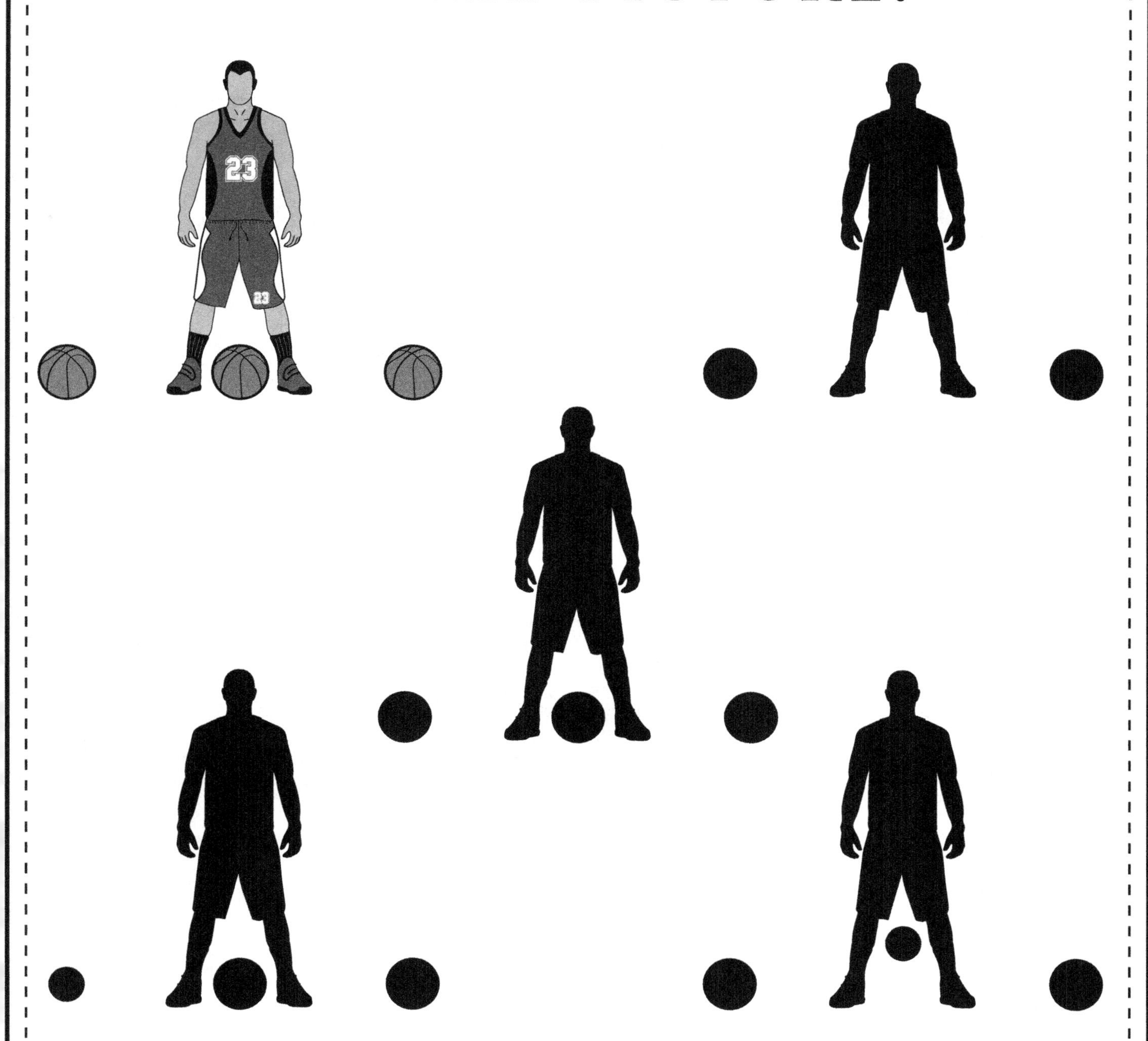

SHADOW FINDER

FIND THE SHADOW THAT FITS THE PICTURE.

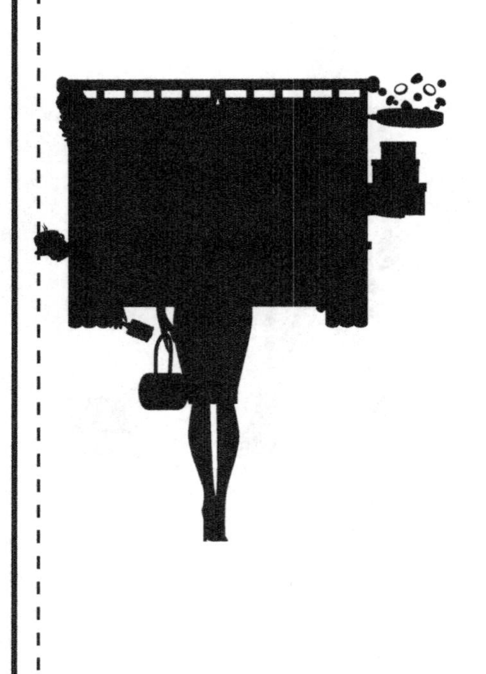

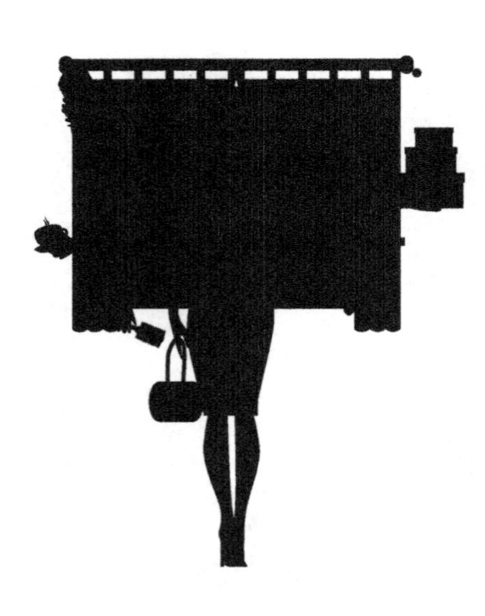

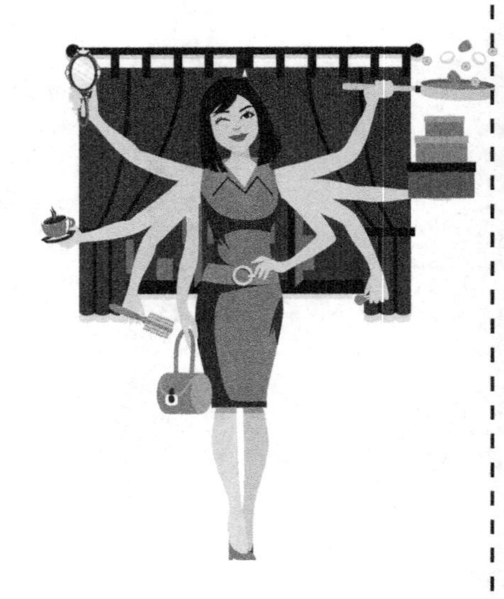

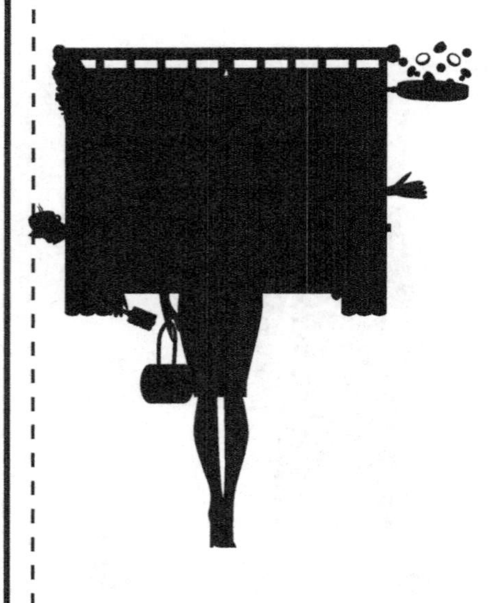

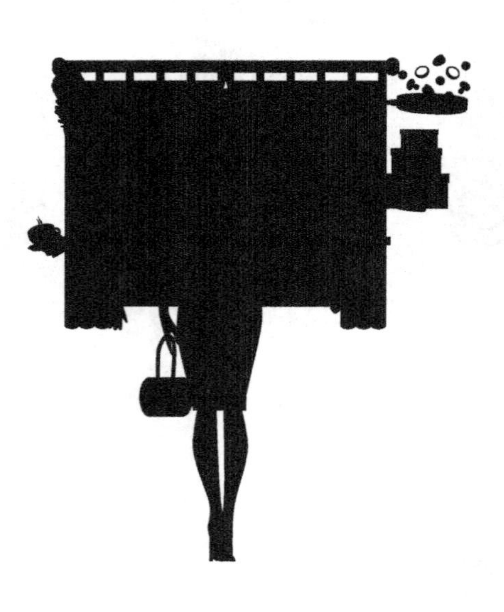

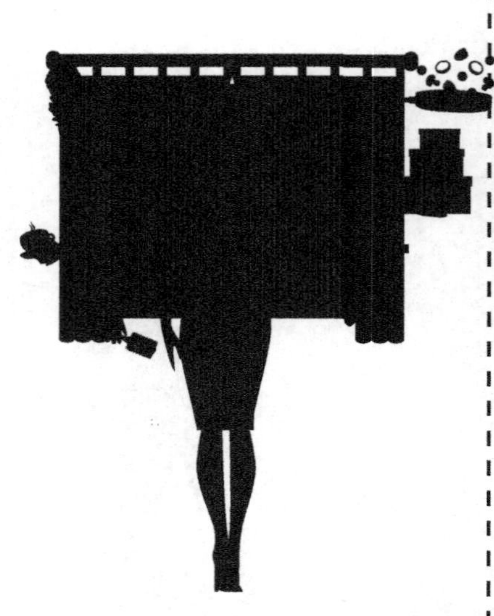

FIND THE SHADOW THAT FITS THE PICTURE.

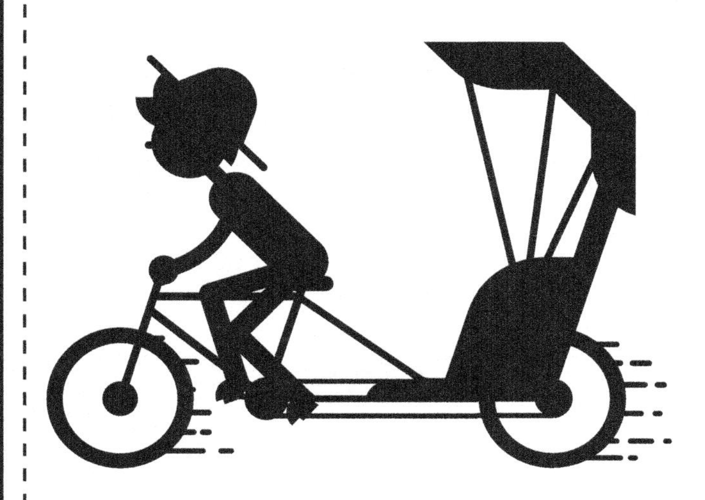

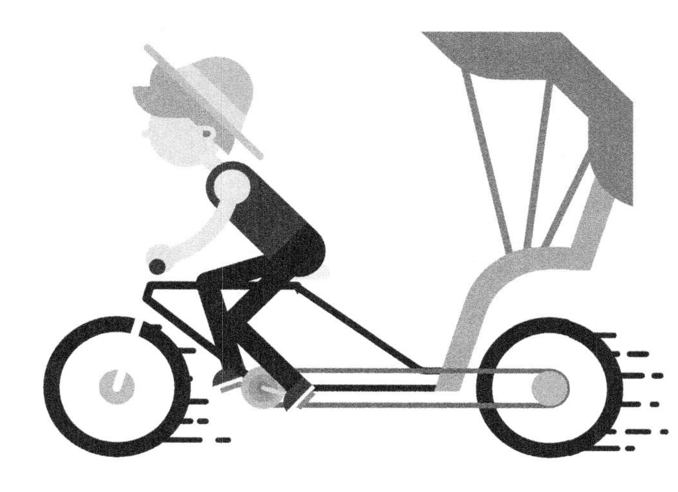

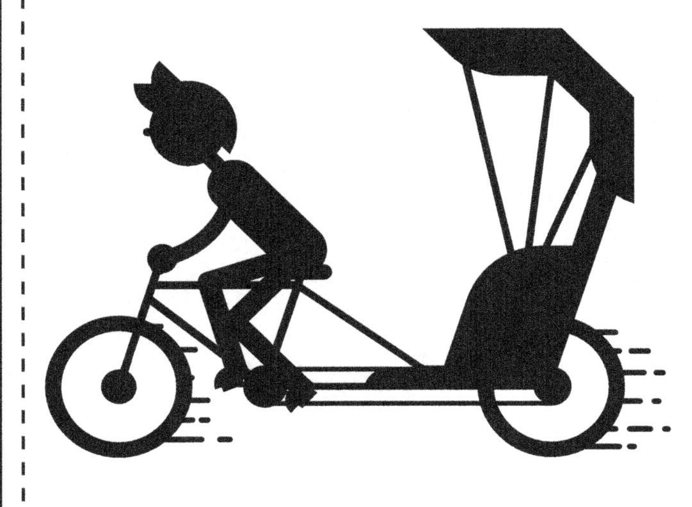

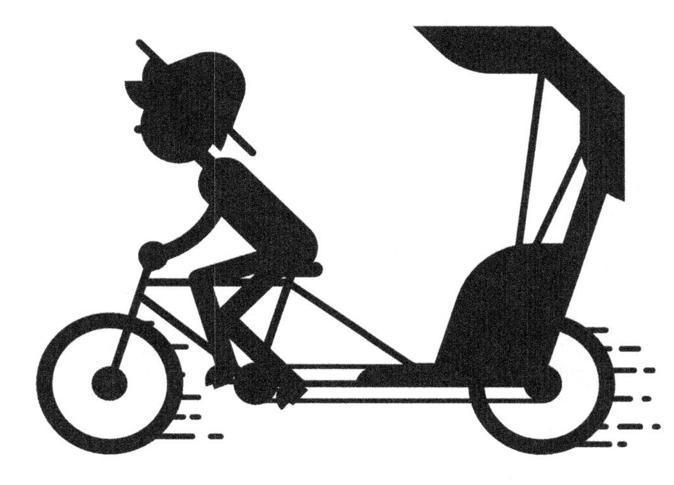

SHADOW FINDER

FIND THE SHADOW THAT FITS THE PICTURE.

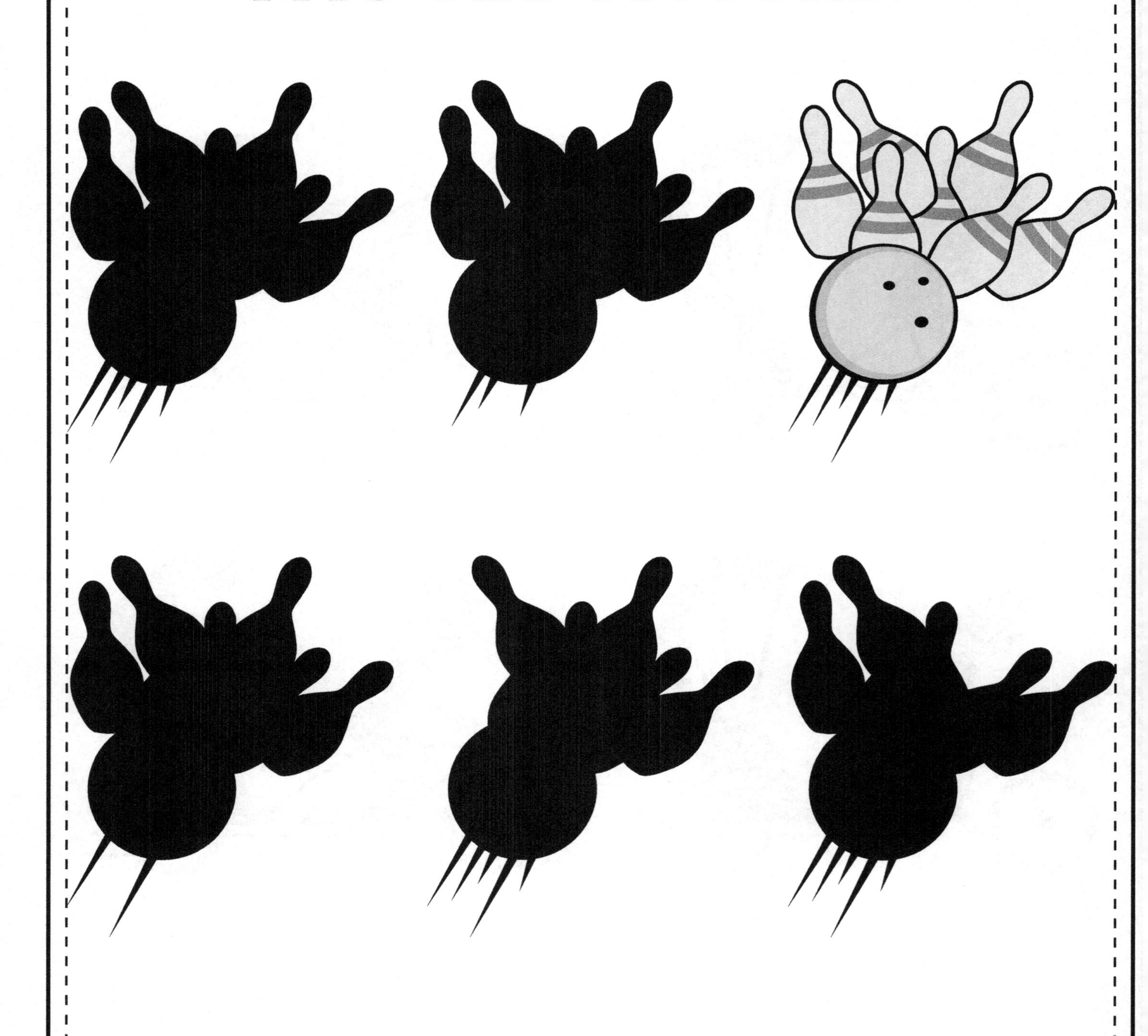

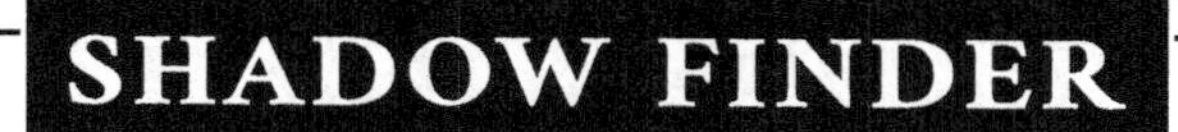

SHADOW FINDER

FIND THE SHADOW THAT FITS THE PICTURE.

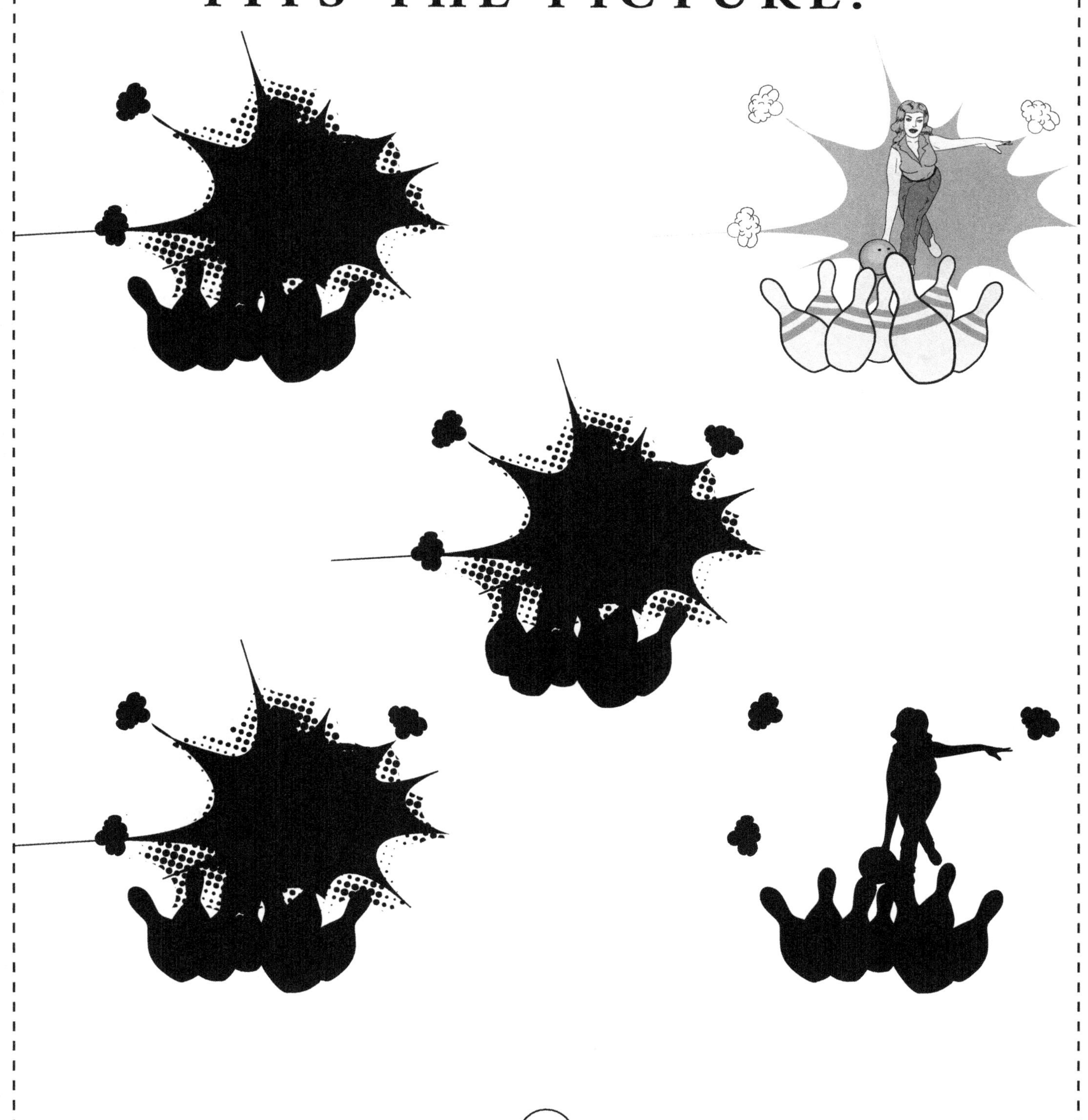

SHADOW FINDER

FIND THE SHADOW THAT FITS THE PICTURE.

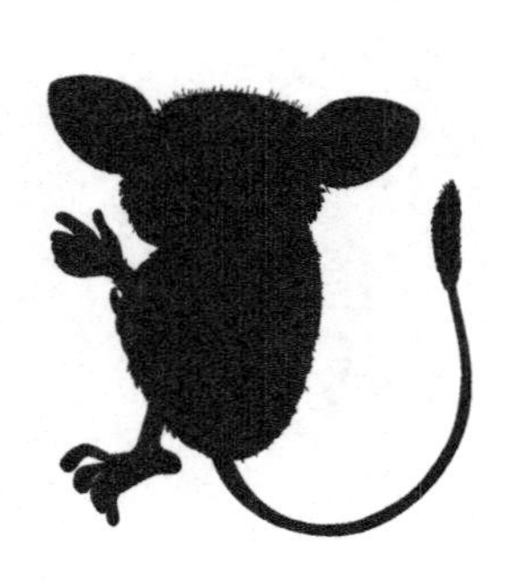

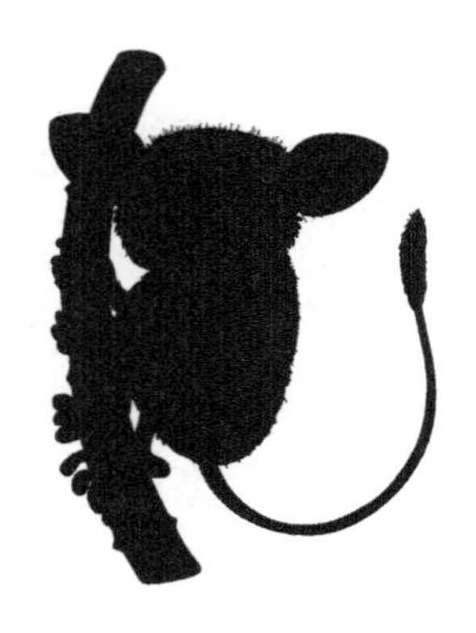

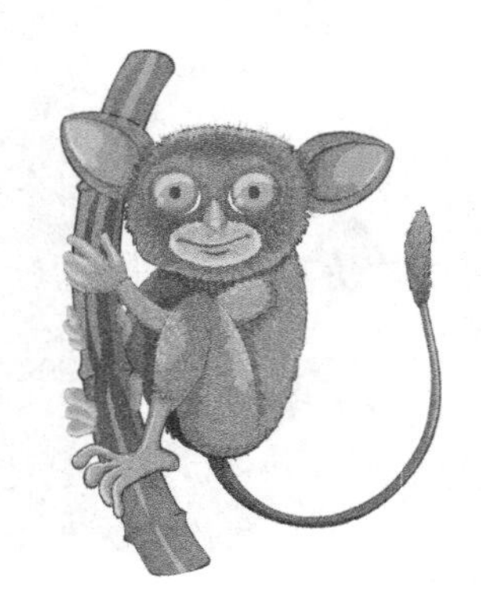

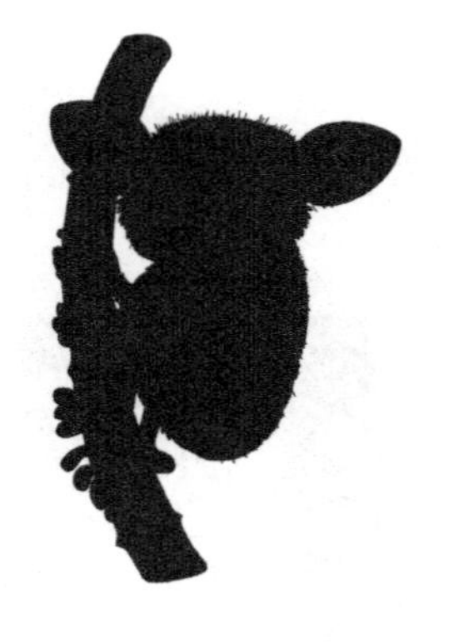

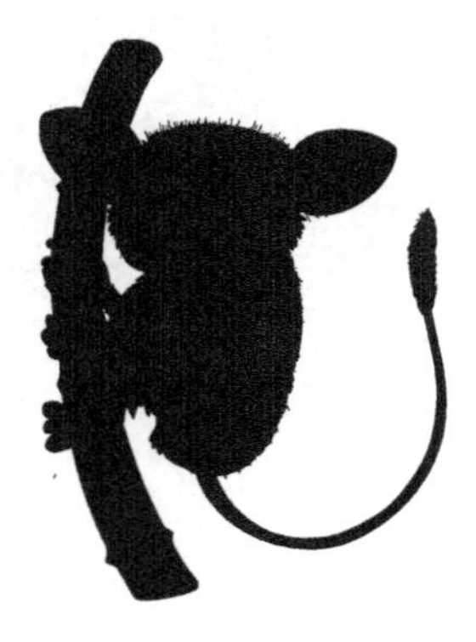

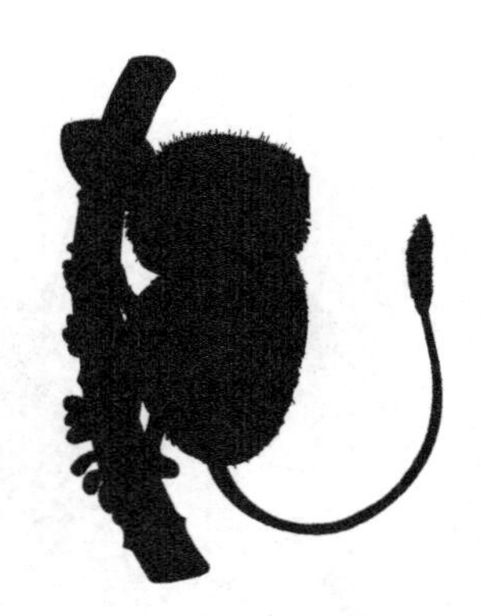

FIND THE SHADOW THAT FITS THE PICTURE.

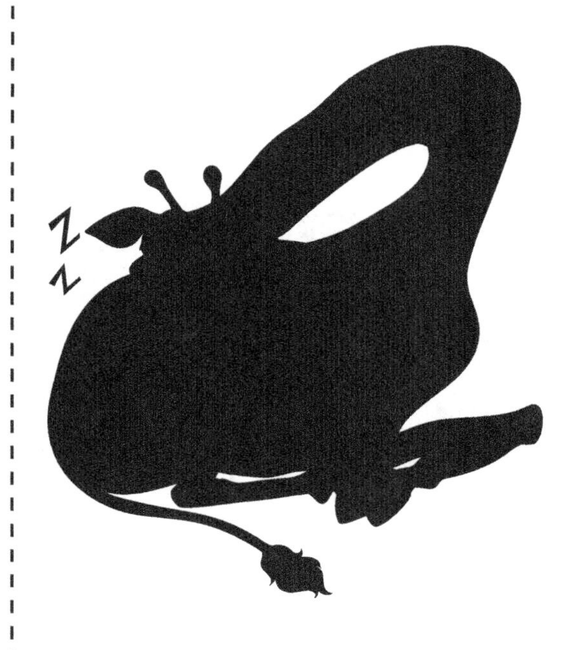

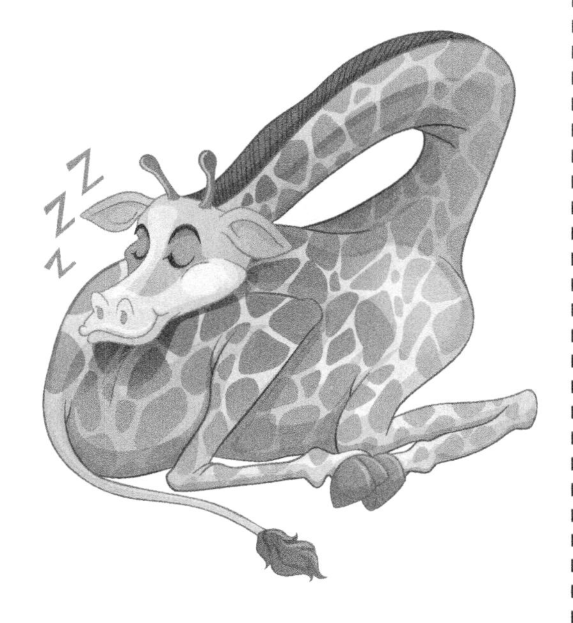

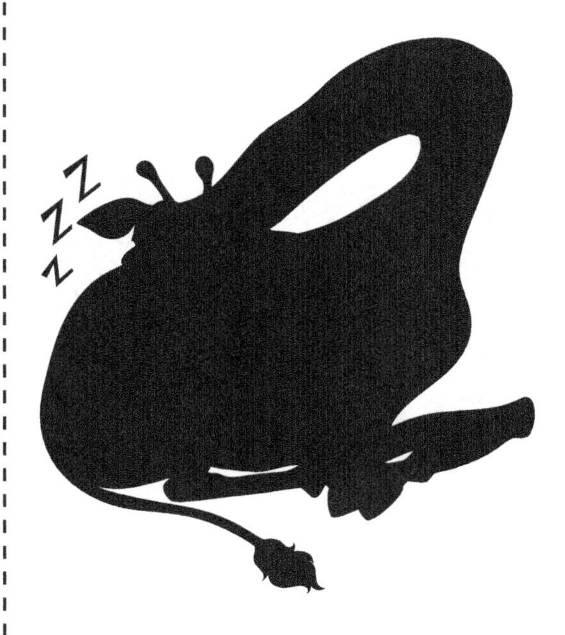

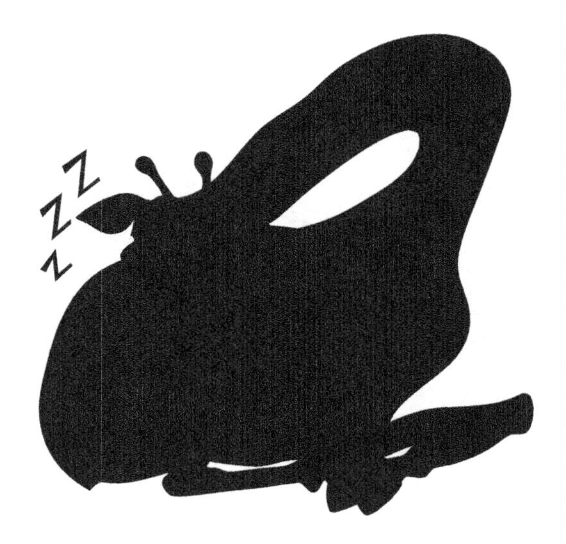

SHADOW FINDER

FIND THE SHADOW THAT FITS THE PICTURE.

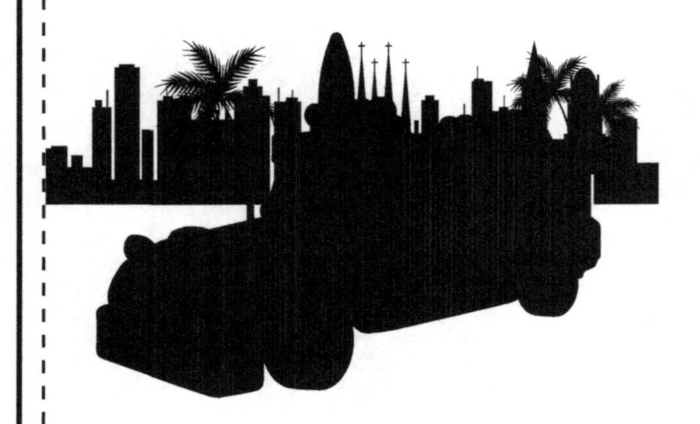

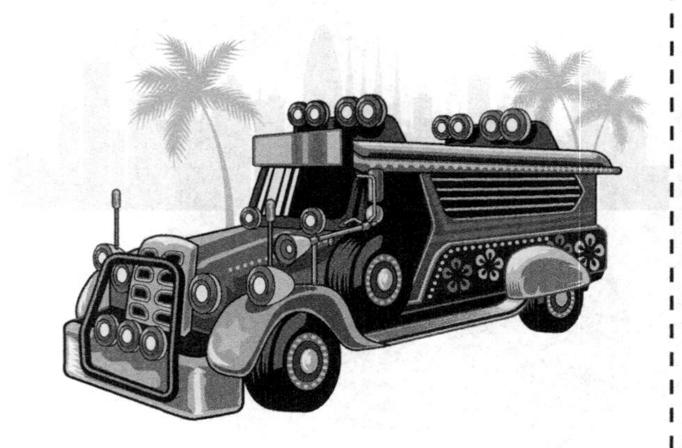

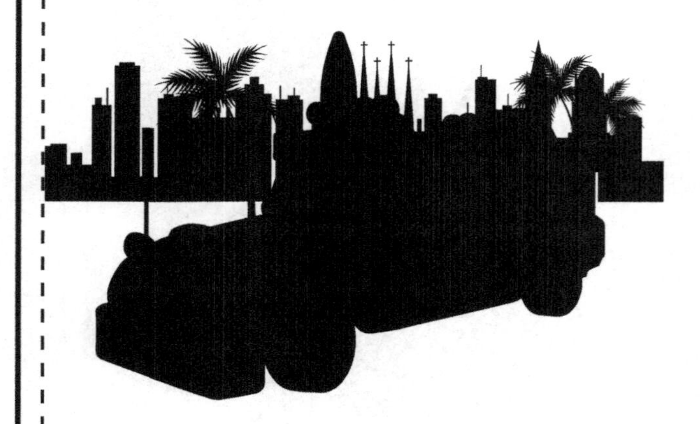

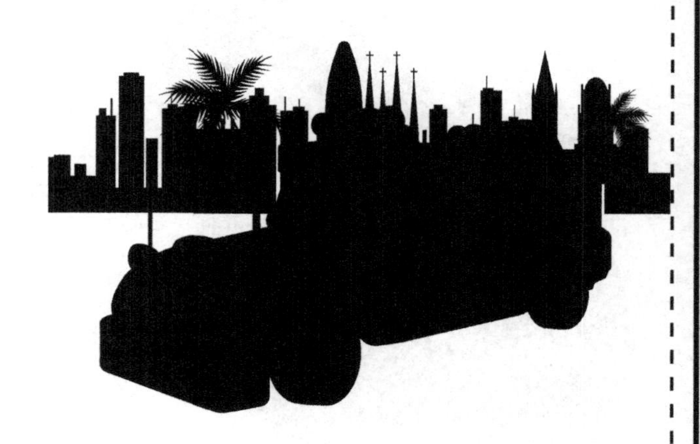

SHADOW FINDER

FIND THE SHADOW THAT FITS THE PICTURE.

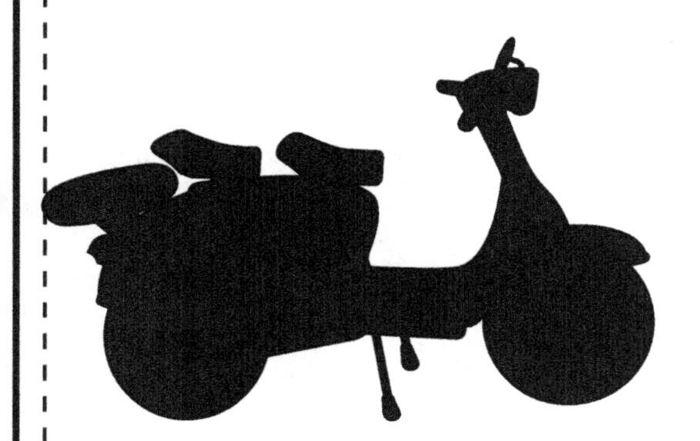

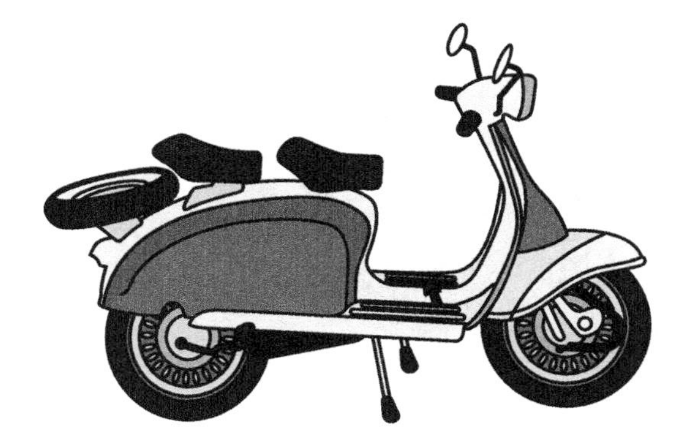

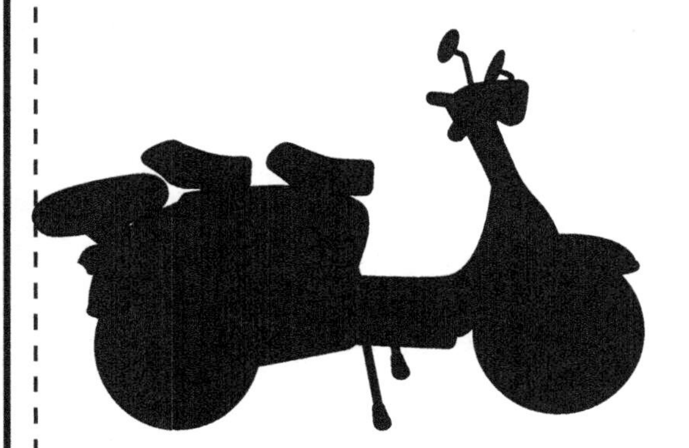

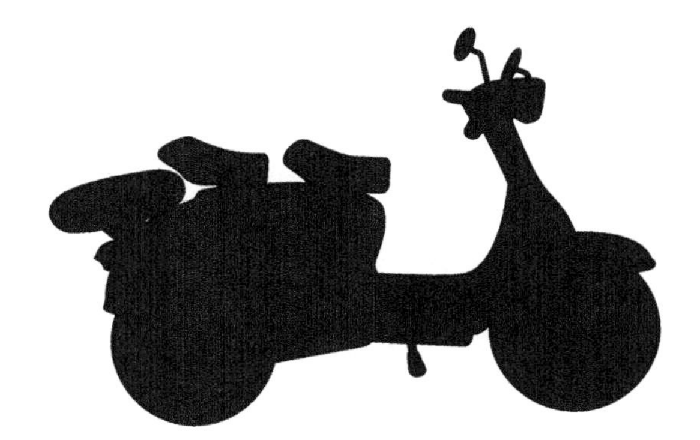

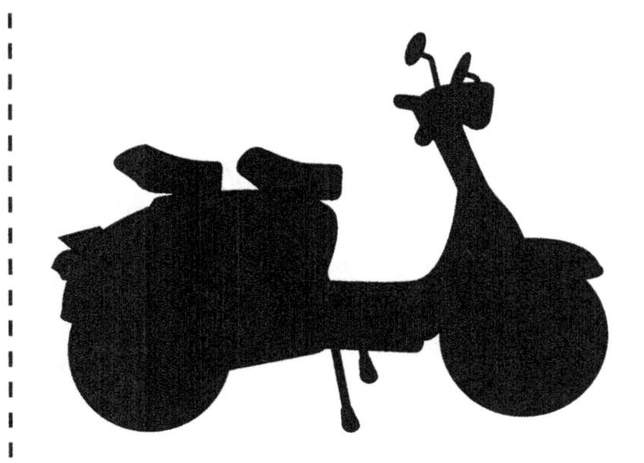

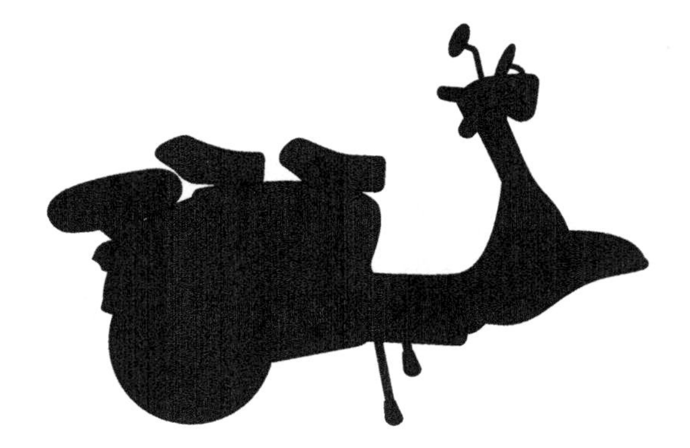

SHADOW FINDER

FIND THE SHADOW THAT FITS THE PICTURE.

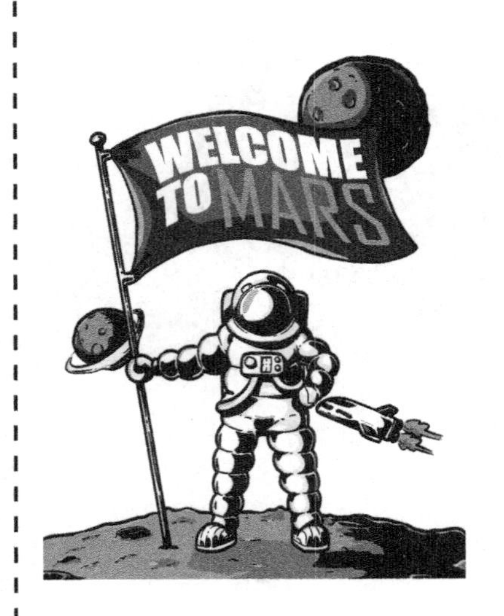

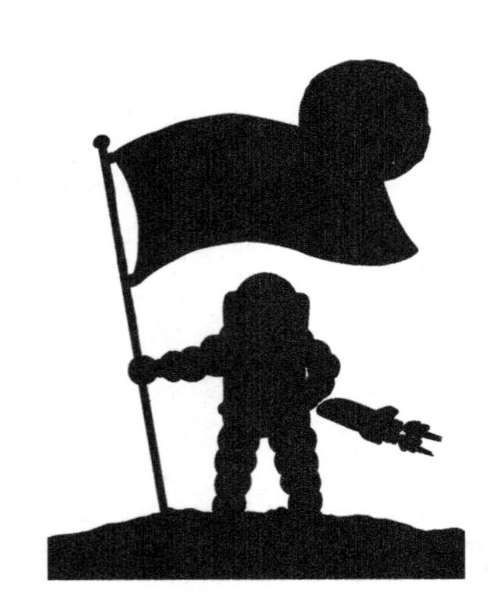

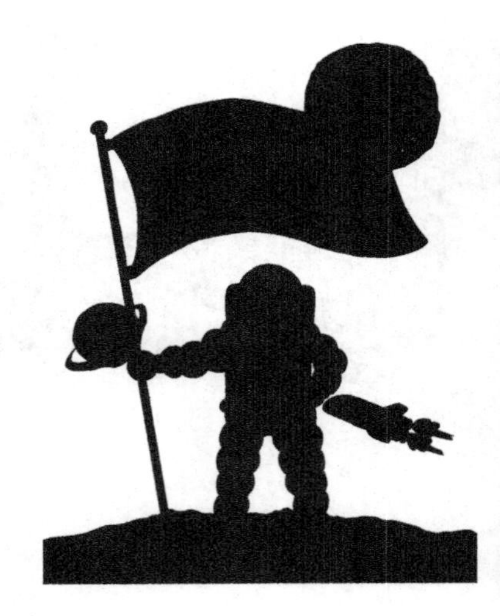

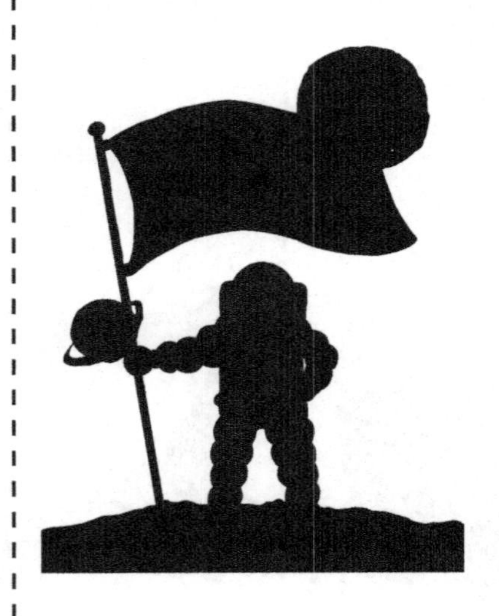

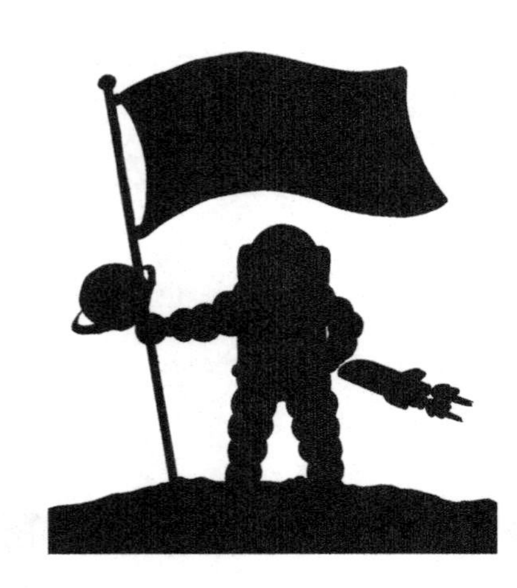

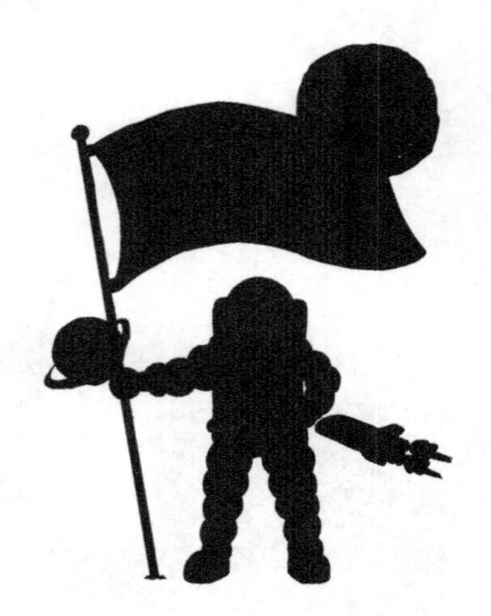

SHADOW FINDER

FIND THE SHADOW THAT FITS THE PICTURE.

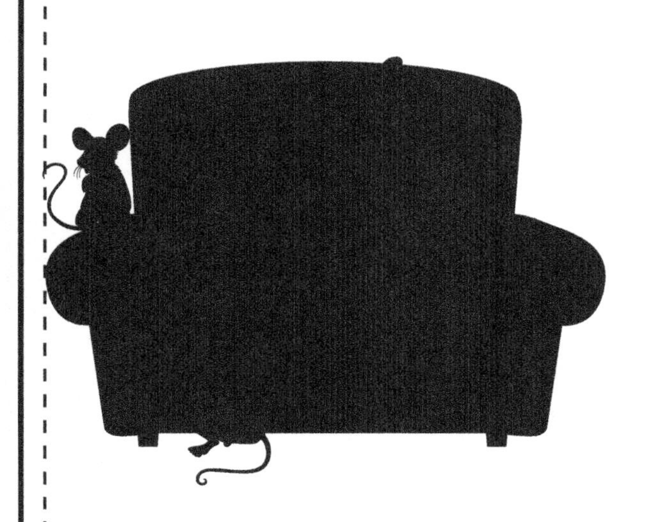

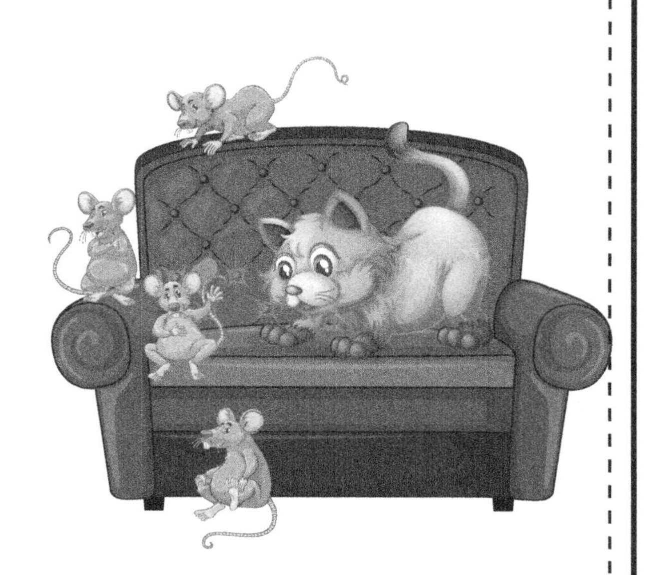

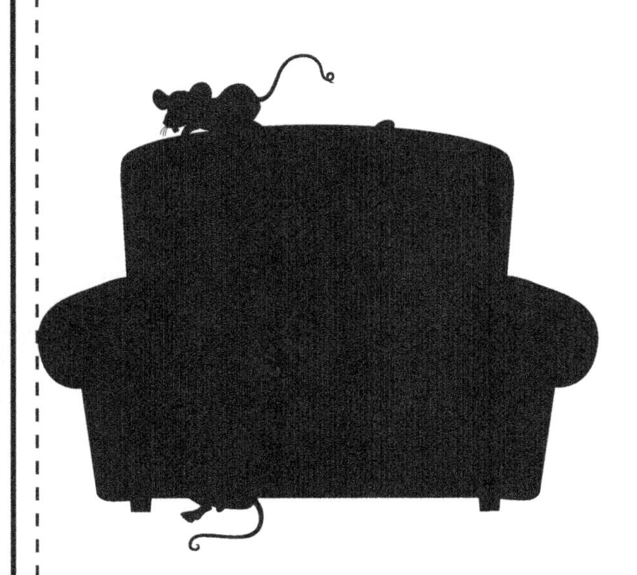

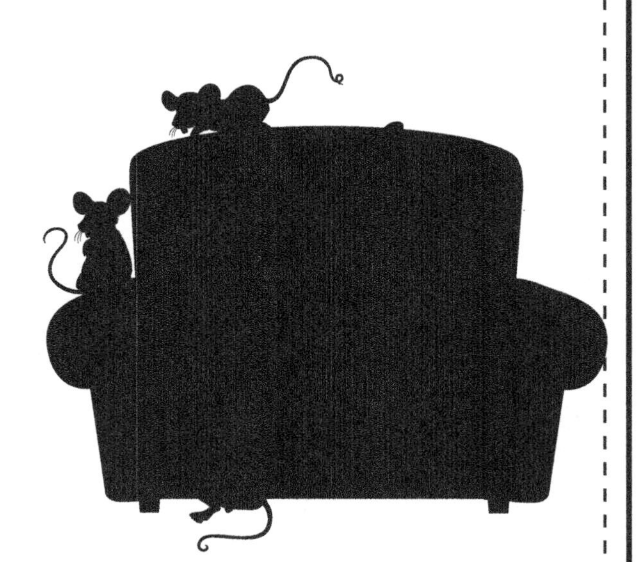

FIND THE SHADOW THAT FITS THE PICTURE.

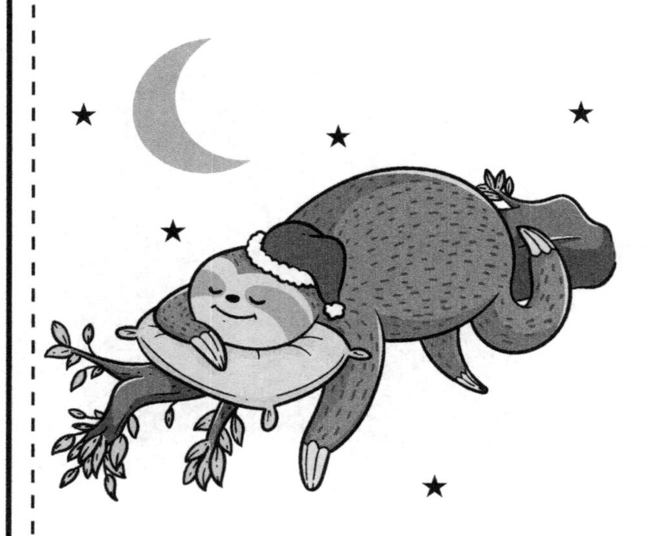

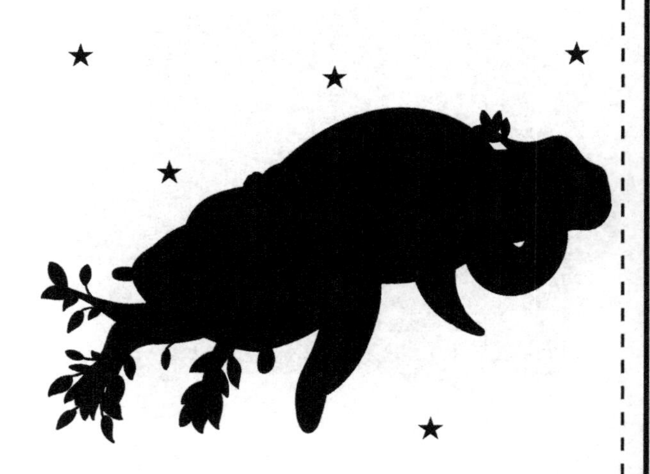

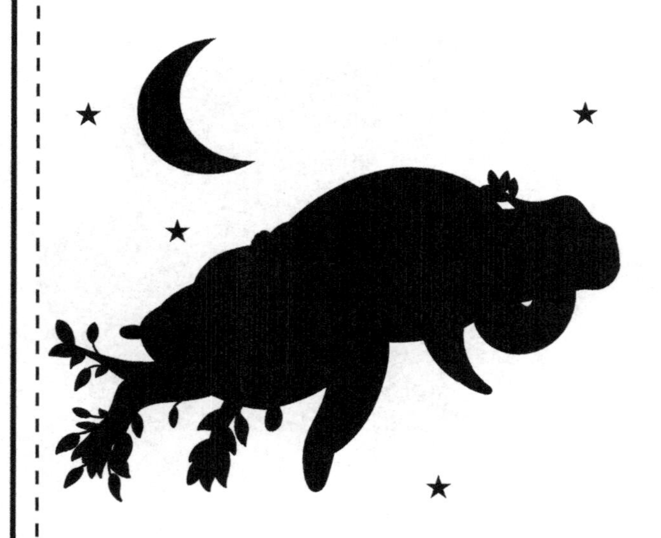

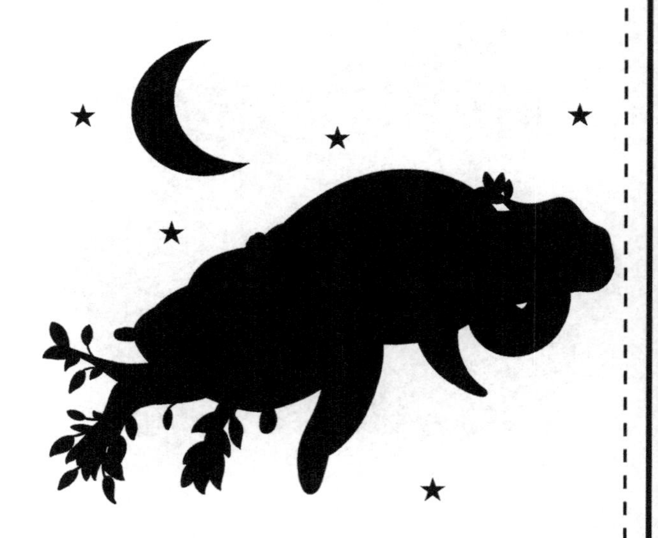

SHADOW FINDER

FIND THE SHADOW THAT FITS THE PICTURE.

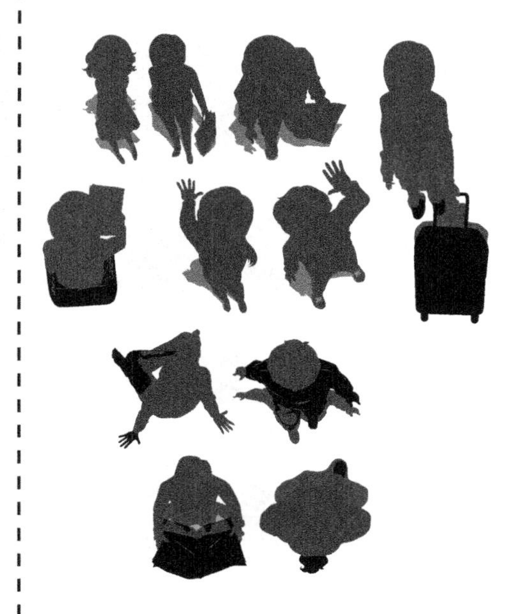

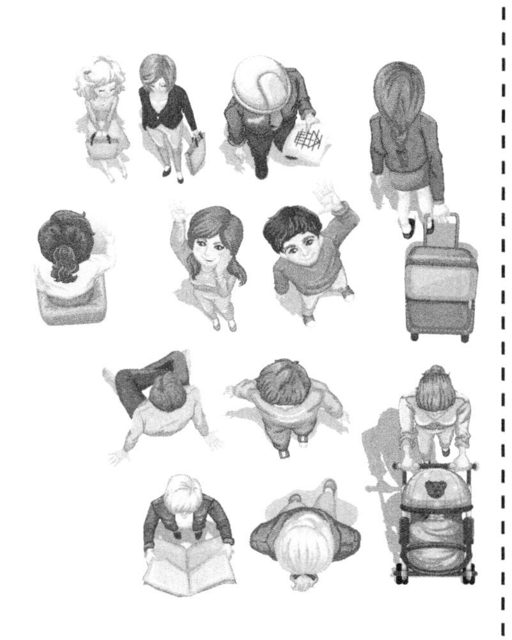

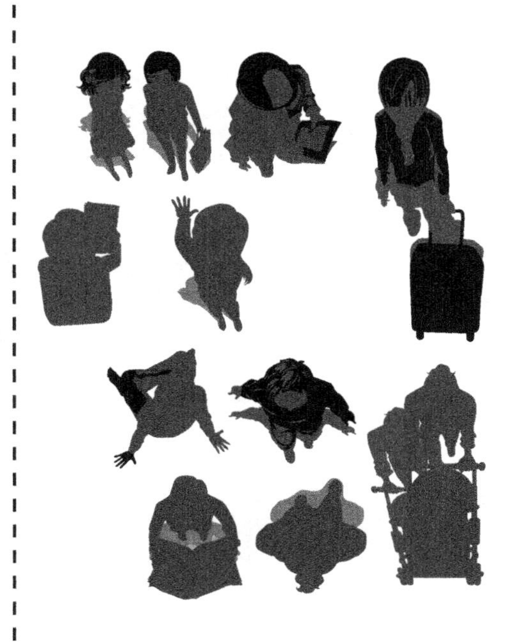

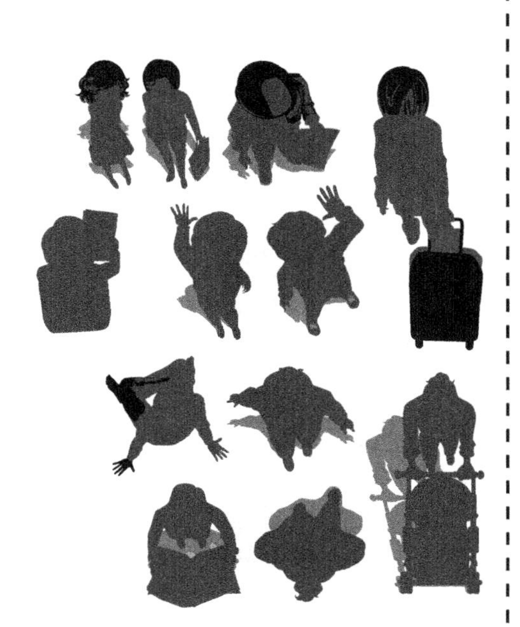

SPOT THE ODD ONE OUT

THE ANSWERS

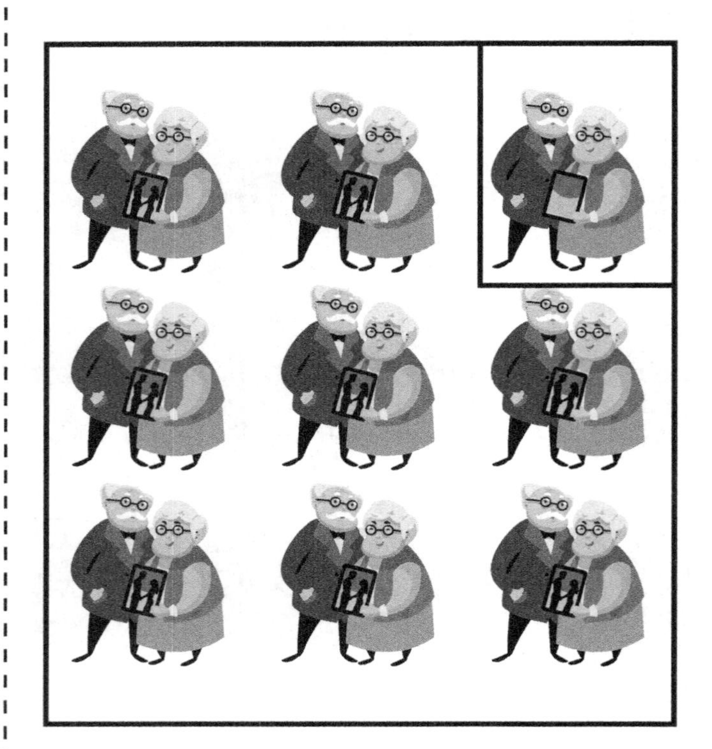

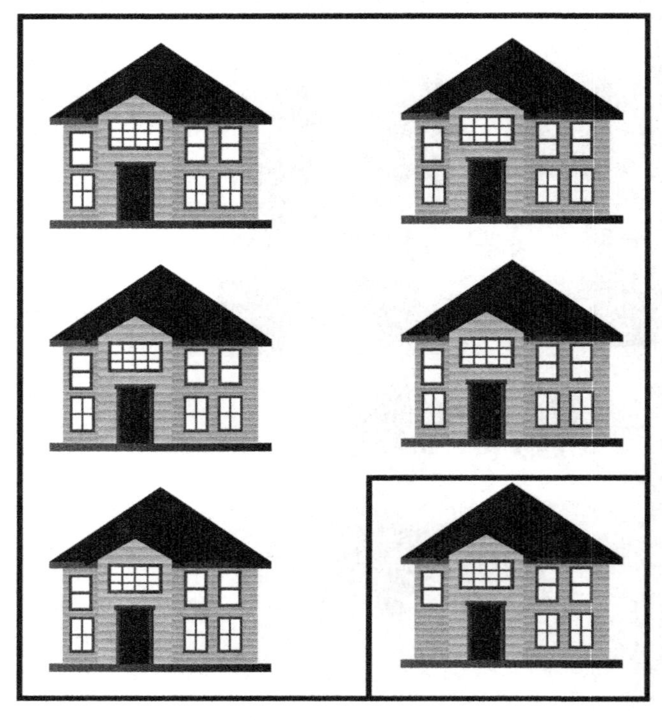

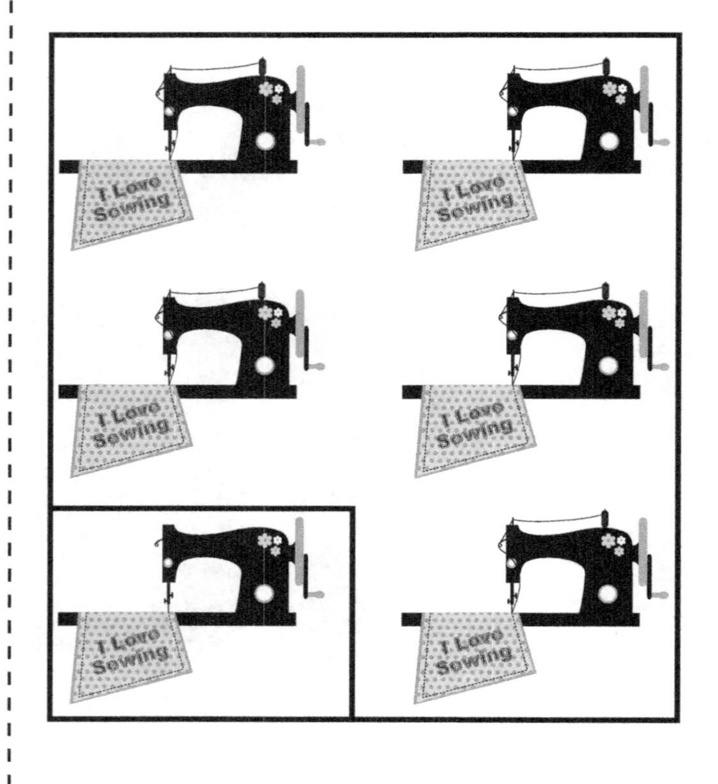

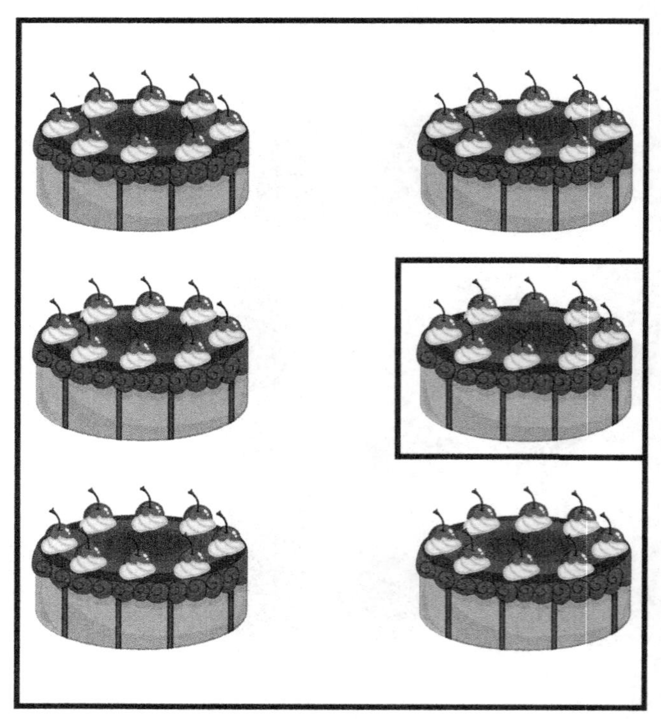

THE ANSWERS

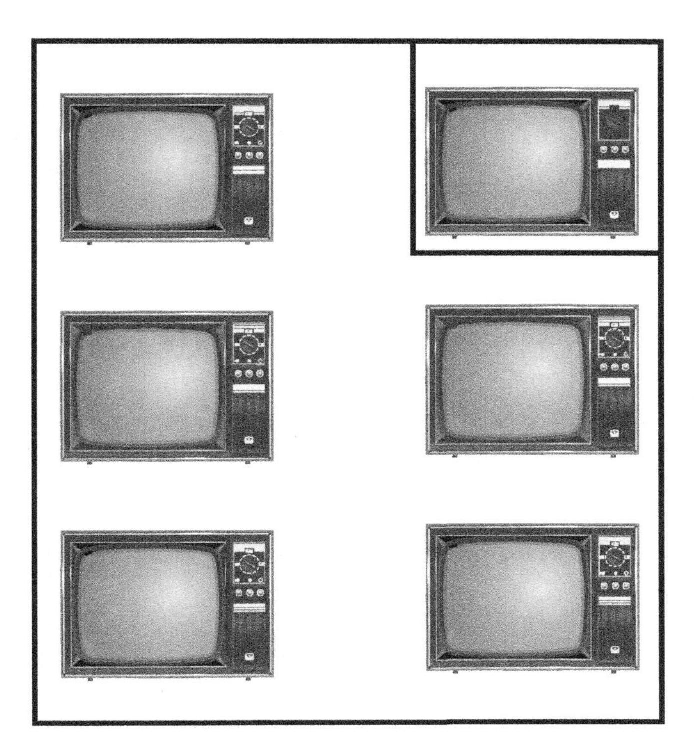

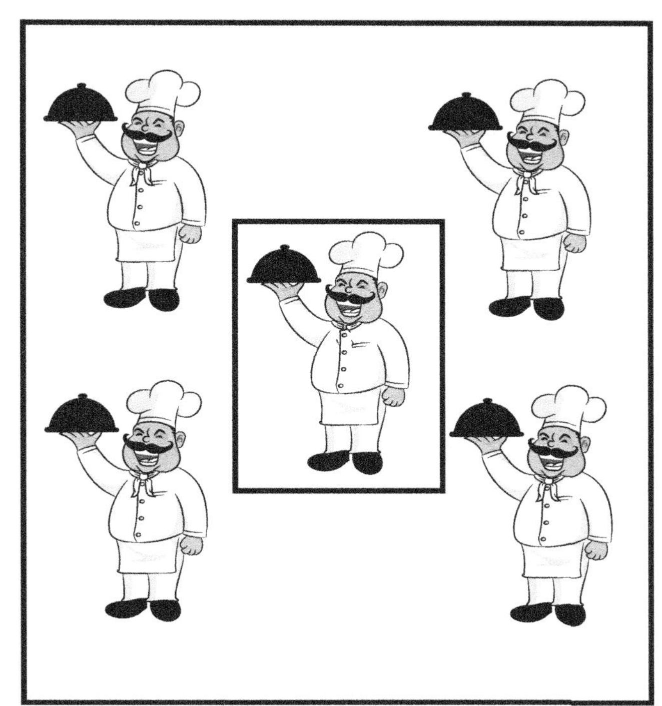

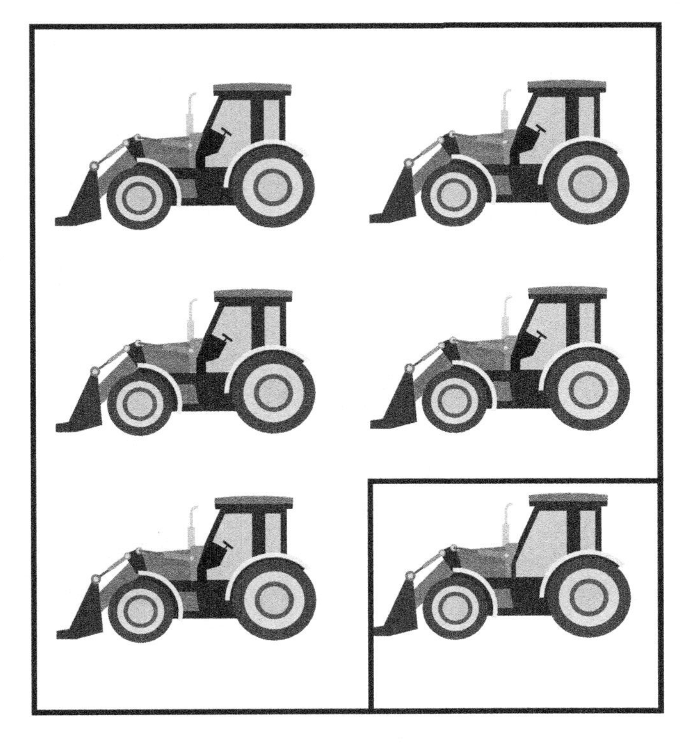

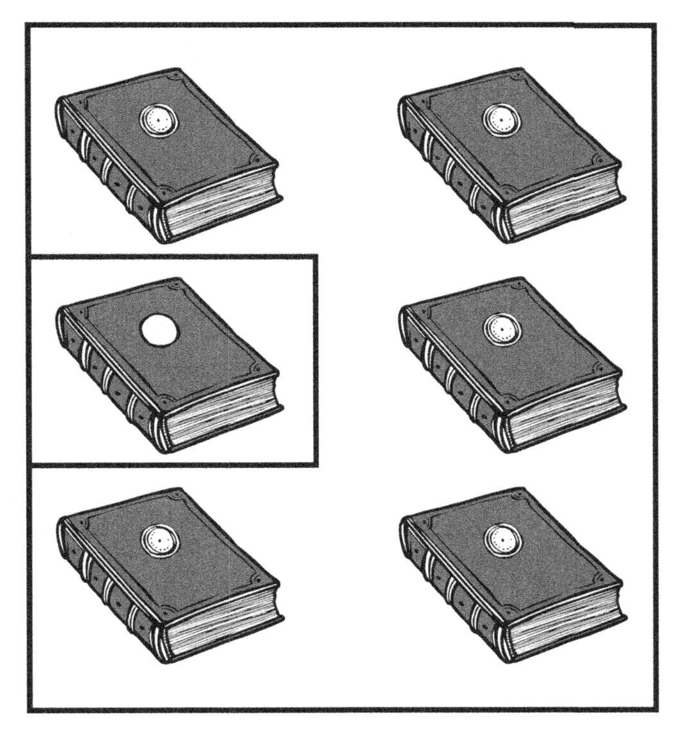

THE ANSWERS

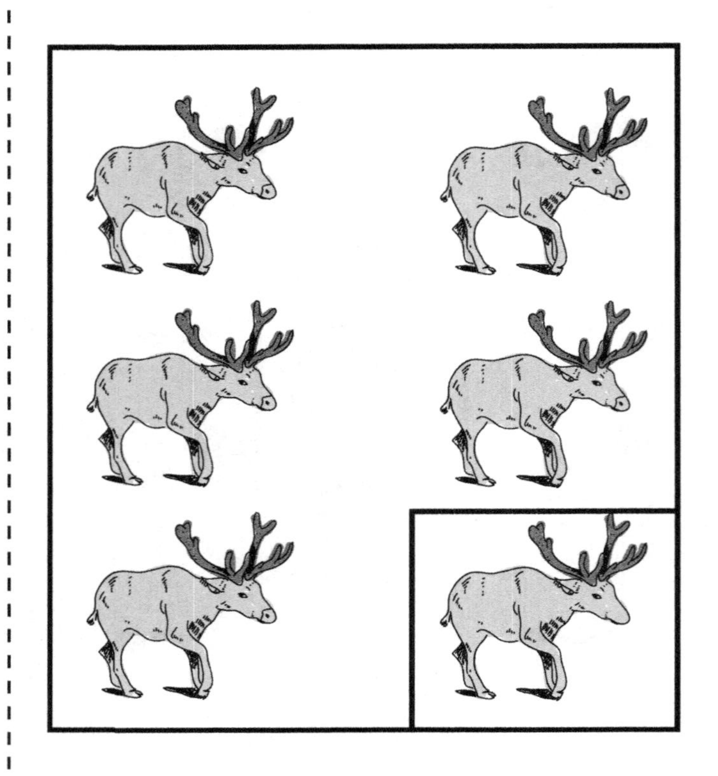

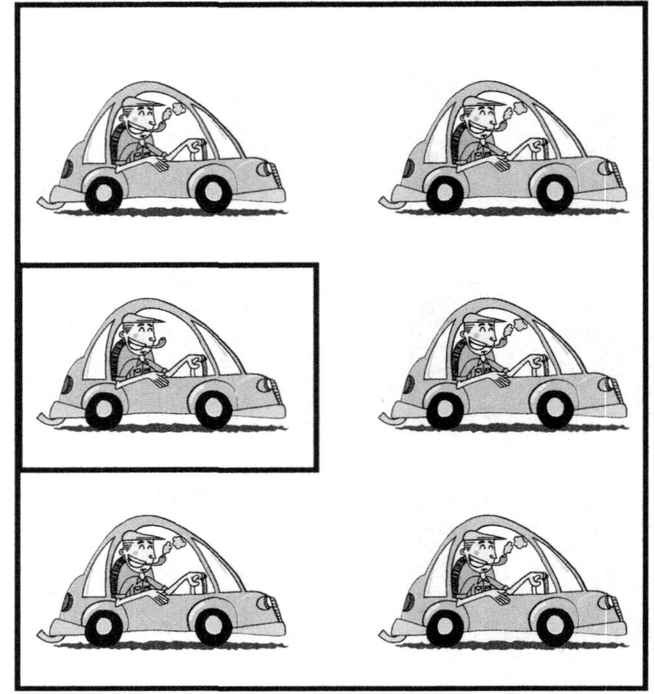

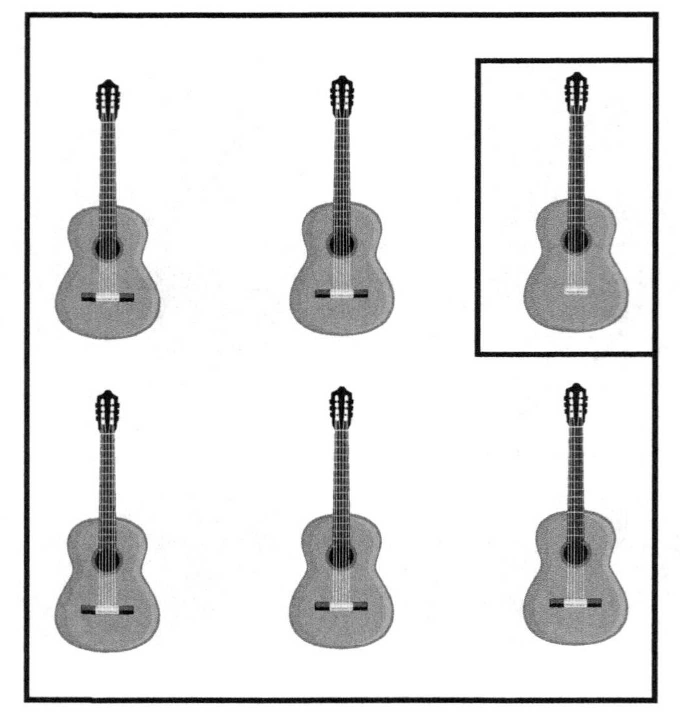

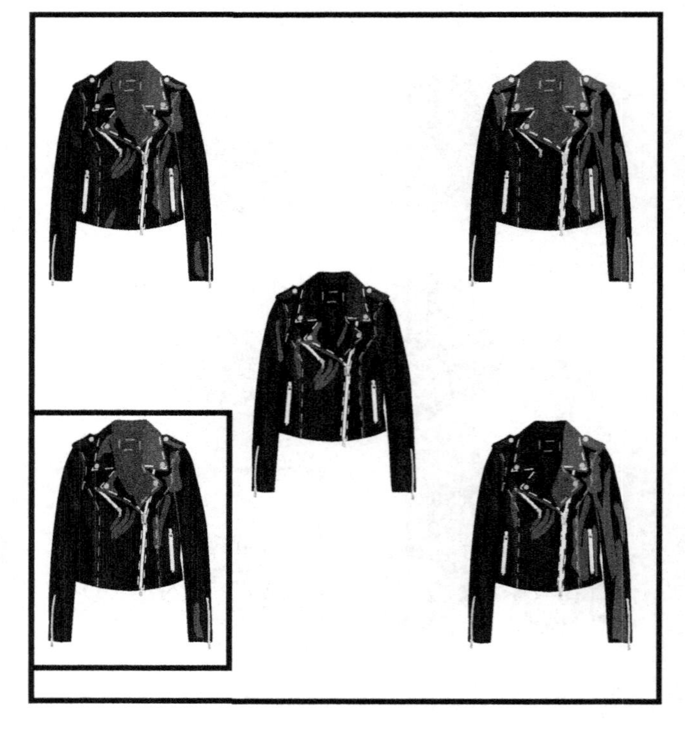

THE ANSWERS

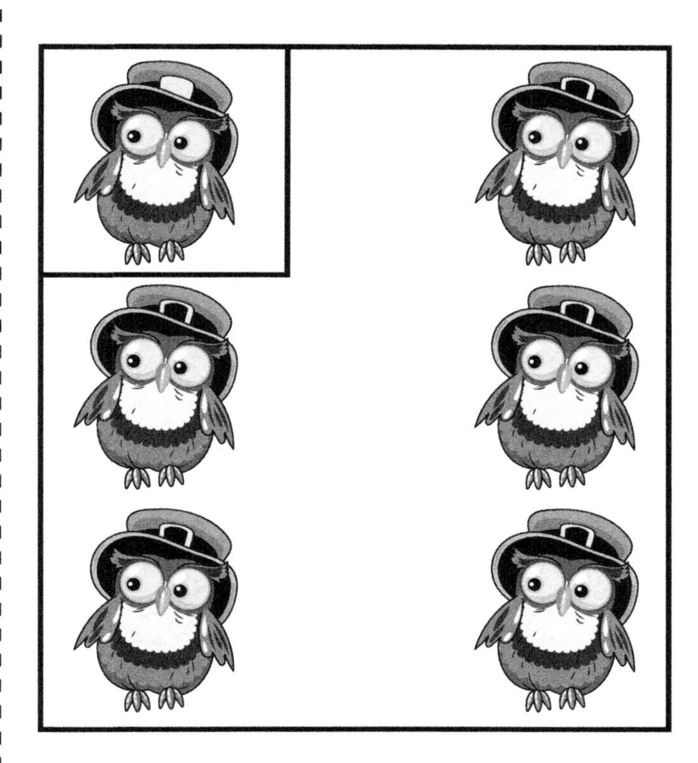

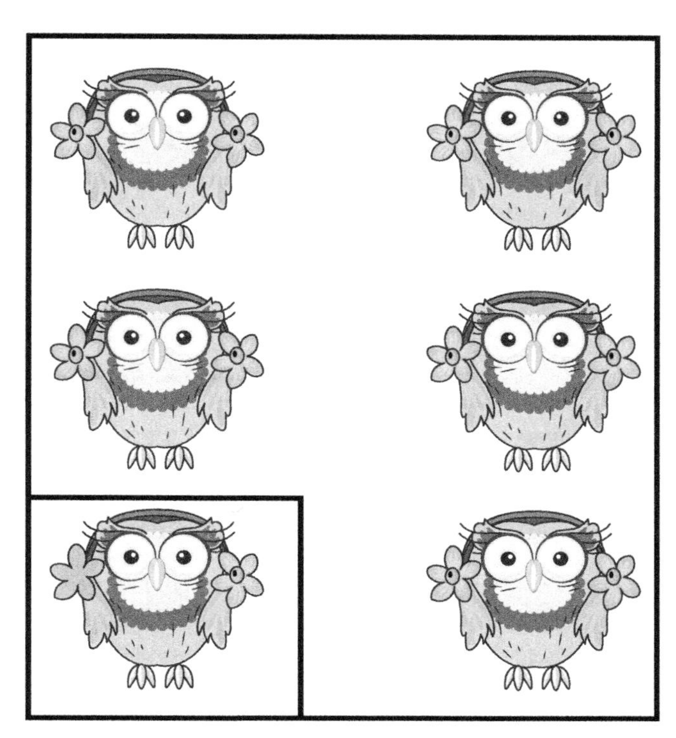

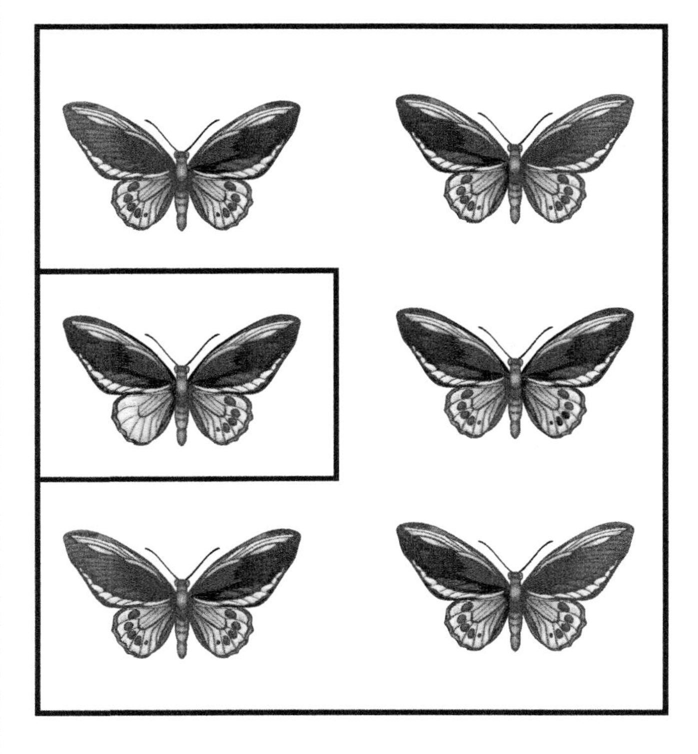

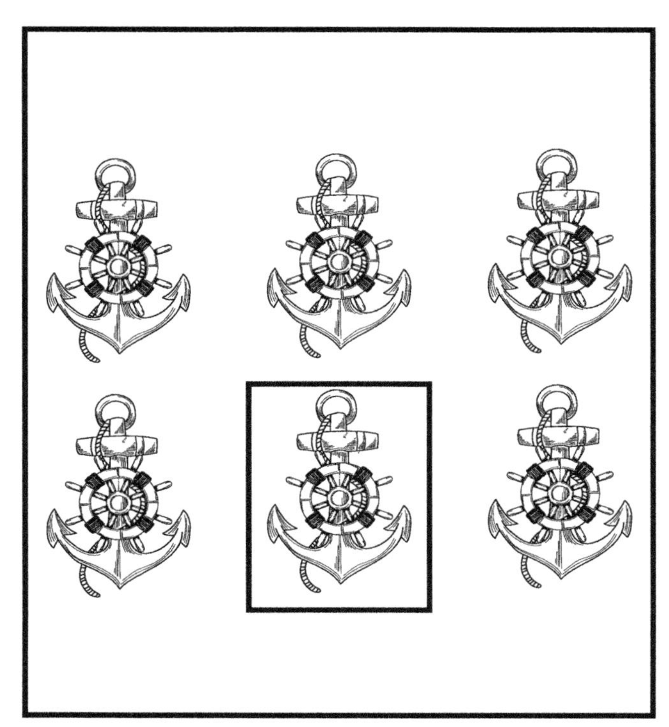

THE ANSWERS

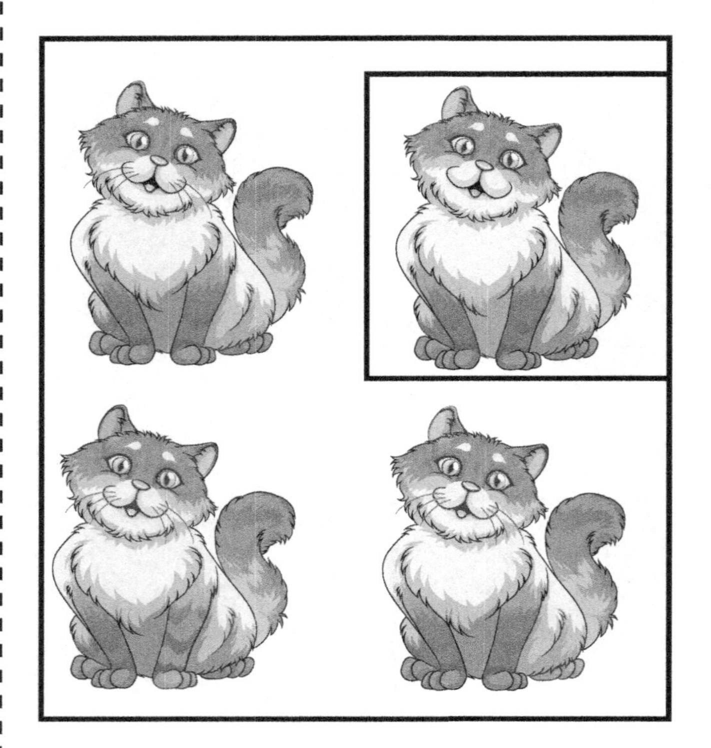

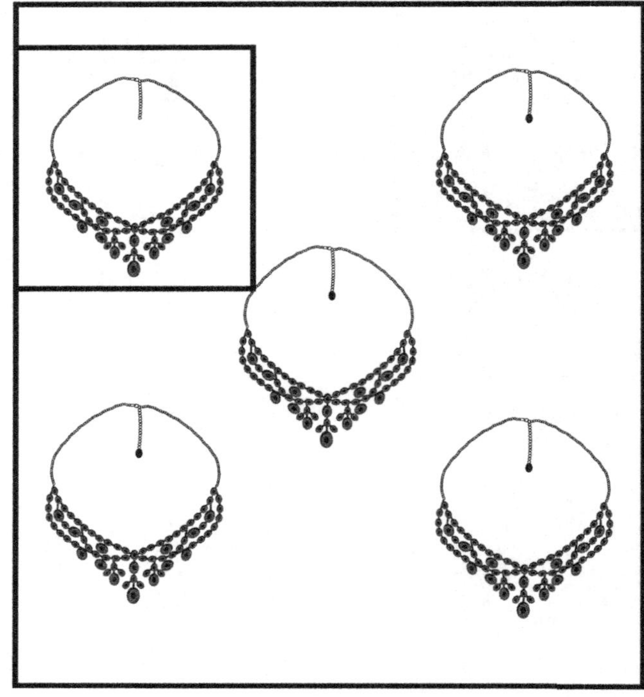

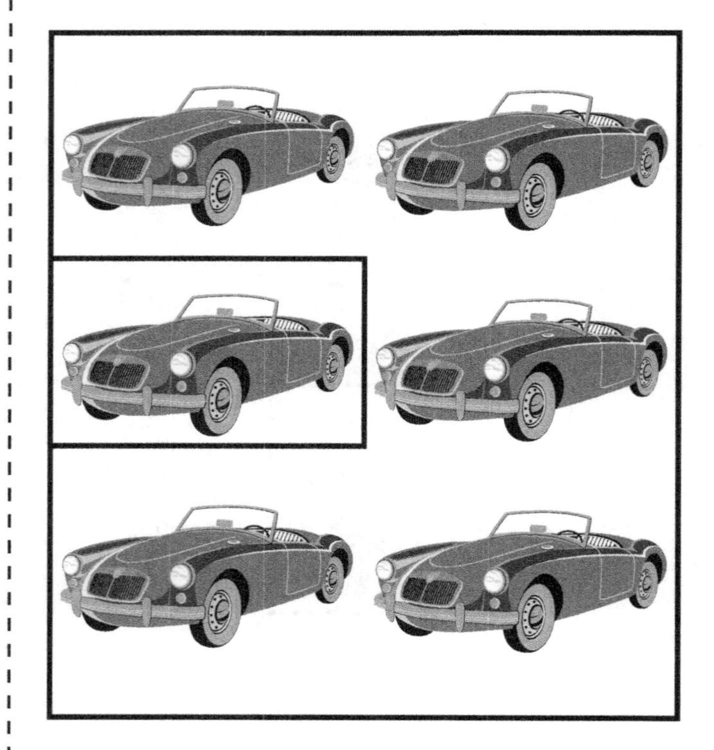

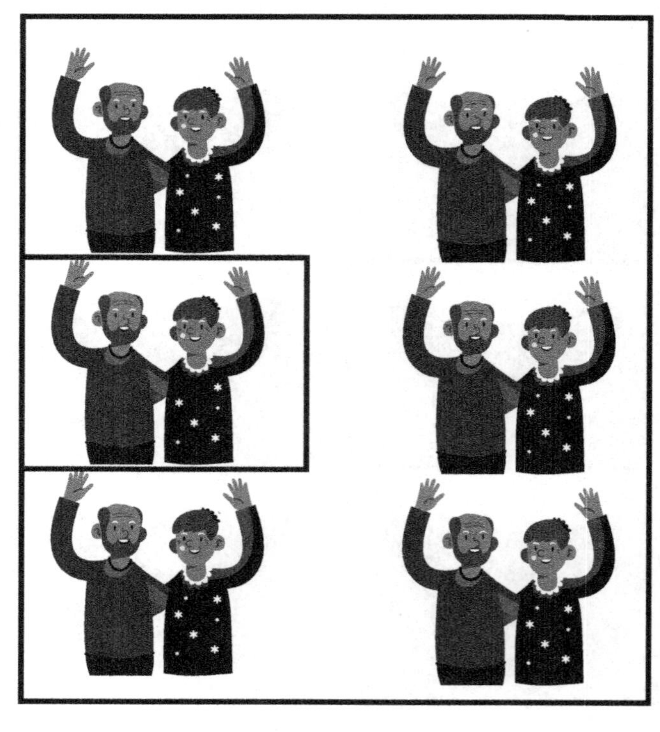

THE ANSWERS

C	W	O	L	F	E	R	C	F	S
Y	M	R	B	A	C	L	I	O	N
R	E	Y	Z	C	A	T	T	L	E
S	B	G	H	W	D	U	C	K	K
C	E	H	U	I	Y	I	G	X	A
E	A	U	D	N	J	C	O	W	D
G	R	V	G	O	A	T	H	T	X
P	I	B	M	P	A	N	D	A	N

P	H	K	O	A	L	A	P	M	F
I	P	Z	O	S	I	J	Y	W	A
G	E	K	W	V	Q	V	E	Y	L
I	G	I	L	Q	V	S	O	I	C
S	P	I	D	E	R	H	U	J	O
O	A	B	U	F	F	A	L	O	N
Q	E	T	U	R	K	E	Y	F	A
E	D	M	S	F	H	E	N	K	O

M	P	B	E	E	M	G	S	J	Y
O	D	O	N	K	E	Y	H	F	J
N	D	R	G	R	C	L	E	Z	Z
K	U	C	A	M	E	L	E	D	B
E	F	A	L	V	A	F	P	Z	V
Y	Z	E	B	R	A	D	W	C	J
G	I	R	A	F	F	E	H	T	V
Z	P	F	G	I	L	Z	F	O	X

R	I	S	V	W	A	I	S	T	F
X	S	T	Q	A	N	A	I	L	A
F	M	O	Z	B	R	A	I	N	C
M	C	M	N	Q	W	Z	P	X	E
O	Y	A	Y	X	R	S	S	Z	V
U	C	C	U	H	A	N	D	A	W
T	W	H	N	Q	C	X	Z	A	J
H	U	M	Y	A	R	M	T	P	U

THE ANSWERS

N	Z	X	S	K	I	N	Y	H	B
R	O	V	D	B	E	L	L	Y	A
Y	B	S	P	X	H	K	C	F	C
P	P	Y	E	Z	H	A	I	R	K
D	R	C	O	Z	C	D	S	Q	Z
B	M	L	H	Z	E	I	O	J	L
S	K	U	L	L	X	Y	N	Y	V
W	F	I	N	G	E	R	E	R	G

C	V	Y	P	E	A	C	H	Y	Y
R	C	I	P	U	R	P	L	E	E
E	G	X	O	D	Q	E	B	A	L
A	K	L	J	L	D	A	V	L	L
M	X	Q	J	U	E	M	F	D	O
O	R	A	N	G	E	T	R	B	W
E	N	J	O	G	R	E	E	N	U
N	S	P	I	N	K	B	M	P	Q

F	L	X	Z	A	D	G	D	C	Z
P	O	Y	S	B	A	Y	A	P	V
M	S	B	A	L	L	K	H	M	Z
H	E	I	C	A	T	C	H	K	E
Q	K	Y	V	A	U	L	T	I	V
C	P	I	T	C	H	H	Q	H	J
O	G	M	G	T	E	A	M	I	Z
Y	R	A	S	S	I	S	T	Z	G

N	O	M	V	U	L	A	P	E	R
C	U	H	X	E	I	B	U	D	F
U	T	D	E	W	S	F	E	M	A
F	F	Z	W	V	I	T	T	E	G
F	I	L	U	G	L	O	V	E	S
Z	T	G	B	F	M	T	C	T	L
J	E	A	N	S	D	G	I	O	O
I	A	N	O	R	A	K	W	E	C

THE ANSWERS

C	A	N	A	D	A	R	I	F	B
Y	M	R	B	A	C	M	T	S	R
R	T	U	R	K	E	Y	A	Z	A
S	W	E	D	E	N	W	L	W	Z
C	Y	H	U	I	Y	I	Y	X	I
R	U	S	S	I	A	N	Z	X	L
G	M	O	R	O	C	C	O	T	X
P	I	B	I	N	D	I	A	Y	N

T	R	U	M	B	A	S	F	Y	B
B	A	L	L	E	T	U	V	R	R
A	U	P	Z	K	O	F	T	O	S
S	J	O	W	R	V	I	R	T	R
A	T	L	A	U	R	H	Z	U	Z
L	Z	K	L	I	J	M	U	F	J
S	M	A	T	J	I	V	E	L	C
A	L	D	Z	H	P	F	O	G	A

H	I	R	I	S	N	K	Z	A	U
V	E	T	C	H	W	M	R	S	B
T	O	R	C	H	I	D	S	T	Y
H	S	A	D	X	Z	J	V	E	W
F	L	O	R	I	S	T	S	R	X
Z	R	X	P	E	O	N	Y	C	U
Y	O	R	D	N	R	O	S	E	C
N	L	I	L	A	C	K	M	Y	E

A	V	D	L	X	K	I	W	I	B
P	K	J	E	A	P	W	W	K	R
P	C	F	B	A	K	A	F	X	W
L	M	G	E	E	T	P	S	X	V
E	L	E	C	H	I	L	I	T	N
G	R	A	P	E	K	W	S	U	A
Q	E	G	G	J	C	T	H	Z	T
R	Q	H	B	A	K	E	N	T	W

THE ANSWERS

G	C	G	T	O	I	L	E	T	P
S	B	G	D	O	O	R	W	S	C
Q	P	A	T	I	O	P	A	Q	L
F	L	O	O	R	X	F	R	H	O
D	G	L	W	R	Y	A	R	D	S
F	V	T	A	T	X	U	L	K	E
A	E	W	E	M	X	I	C	Z	T
N	D	M	L	K	P	P	U	S	N

S	T	E	P	M	O	M	K	S	H
E	G	R	O	O	M	D	J	T	I
P	A	R	E	N	T	W	M	R	S
B	S	T	E	P	D	A	D	R	T
E	L	H	X	Y	E	A	A	R	O
M	N	O	O	U	B	C	U	R	R
O	T	Y	V	Z	X	R	V	N	Y
M	M	U	A	E	O	J	O	D	T

P	Y	B	I	D	A	H	Y	M	A
U	Y	T	A	Q	H	I	Z	R	U
M	U	P	O	T	W	P	L	A	Y
A	Q	C	I	F	C	P	U	B	U
K	Z	L	F	G	J	O	P	B	L
K	A	L	P	A	C	A	H	I	D
C	I	L	L	A	M	A	D	T	H
X	S	G	J	A	G	U	A	R	D

T	H	L	S	P	A	N	I	S	H
P	M	I	C	Z	E	C	H	G	U
O	Q	L	N	Z	D	C	X	N	R
L	N	V	L	D	G	U	V	Q	E
I	N	S	H	G	I	Q	T	N	G
S	F	N	G	R	E	E	K	C	E
H	A	R	A	B	I	C	A	T	H
F	R	E	N	C	H	W	R	S	F

THE ANSWERS

C	F	F	D	S	E	E	D	T	H
A	K	P	A	L	M	W	H	B	F
C	J	A	D	I	C	O	T	Y	B
T	U	L	E	A	F	V	D	N	B
U	R	C	F	E	R	N	L	U	K
S	Y	N	E	H	Z	S	I	B	E
W	A	L	F	A	L	F	A	Y	L
V	D	W	C	Q	C	R	F	S	P

K	B	P	T	P	U	D	A	T	A
M	A	S	S	U	H	A	Z	K	G
E	F	F	O	L	Q	A	X	B	R
N	K	B	W	F	A	A	S	D	A
E	A	X	O	W	C	B	E	E	V
R	D	T	T	H	E	O	R	Y	I
G	Z	O	O	L	O	B	V	M	T
Y	Z	Y	O	M	Y	V	P	D	Y

P	A	T	B	R	U	S	H	J	K
L	J	N	R	L	A	T	H	E	H
O	J	R	V	N	S	V	W	R	T
W	O	Z	S	I	A	E	U	B	Z
K	N	I	F	E	L	Y	F	S	K
Z	W	Q	L	G	L	U	E	D	A
Y	R	I	V	E	T	N	C	R	I
P	B	I	M	C	L	A	M	P	G

F	M	X	R	V	R	T	O	A	W
H	O	T	A	T	B	A	S	M	A
W	Q	G	I	Z	Z	Y	I	N	R
A	S	H	N	D	R	K	B	N	M
T	T	N	B	U	U	M	D	C	E
E	O	N	O	V	E	J	V	X	K
R	R	L	W	U	S	N	O	W	K
P	M	R	Y	C	O	L	D	G	U

MAZES

THE ANSWERS

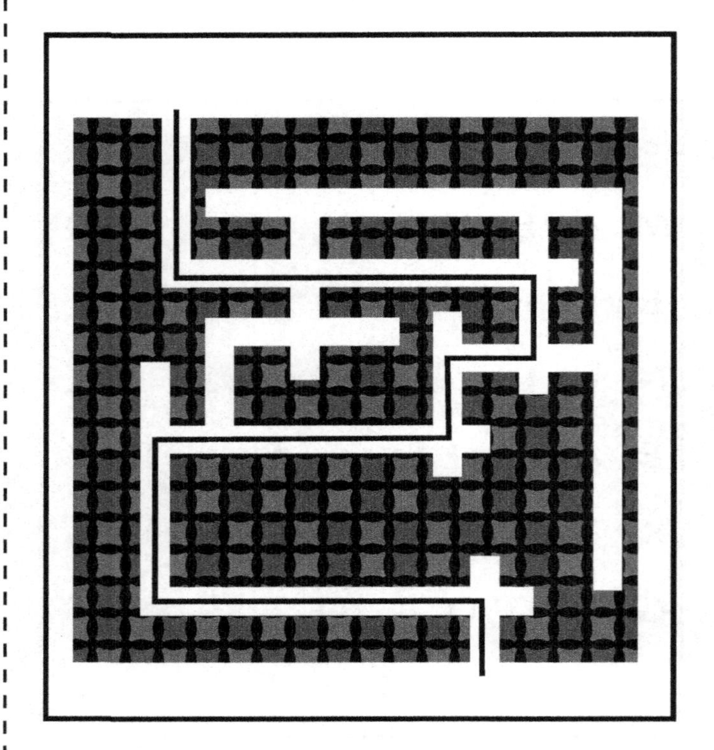

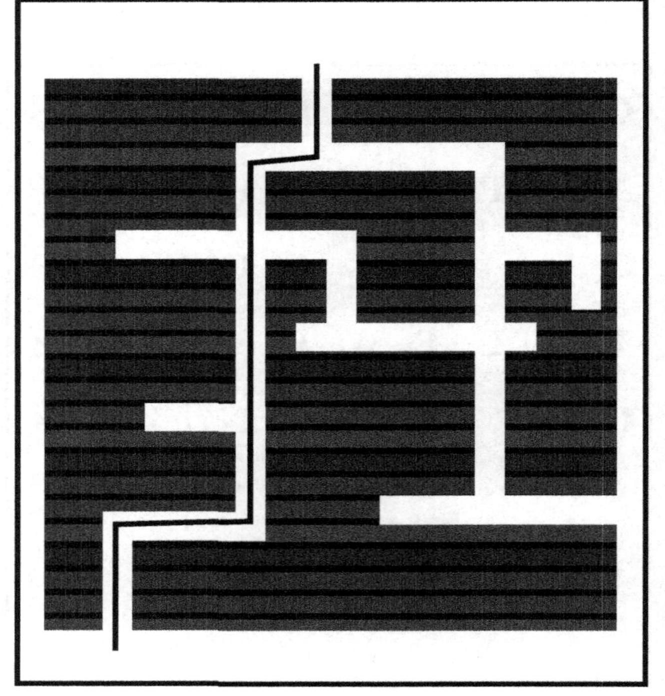

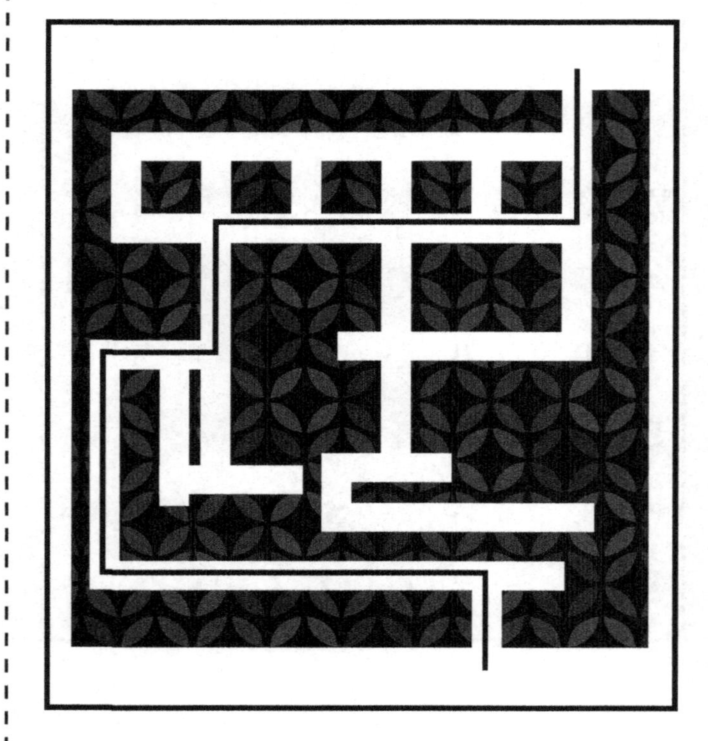

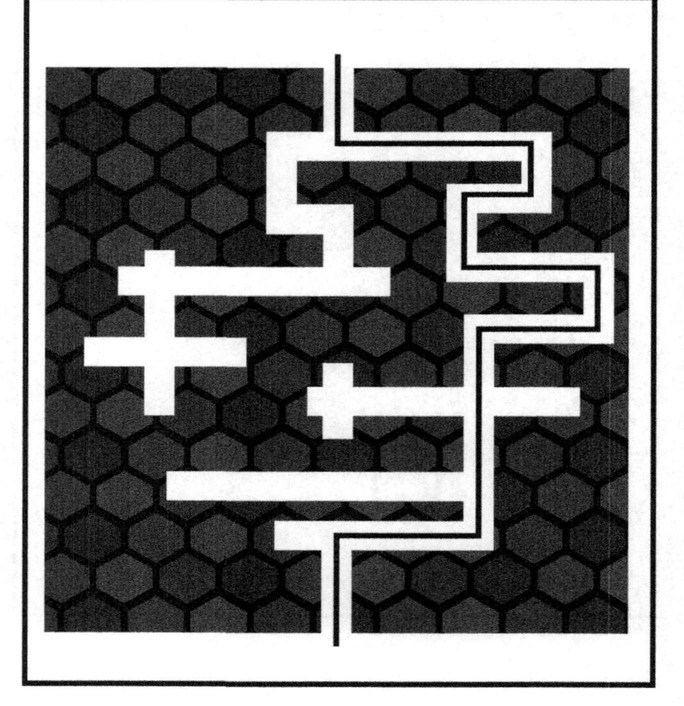

MAZES

THE ANSWERS

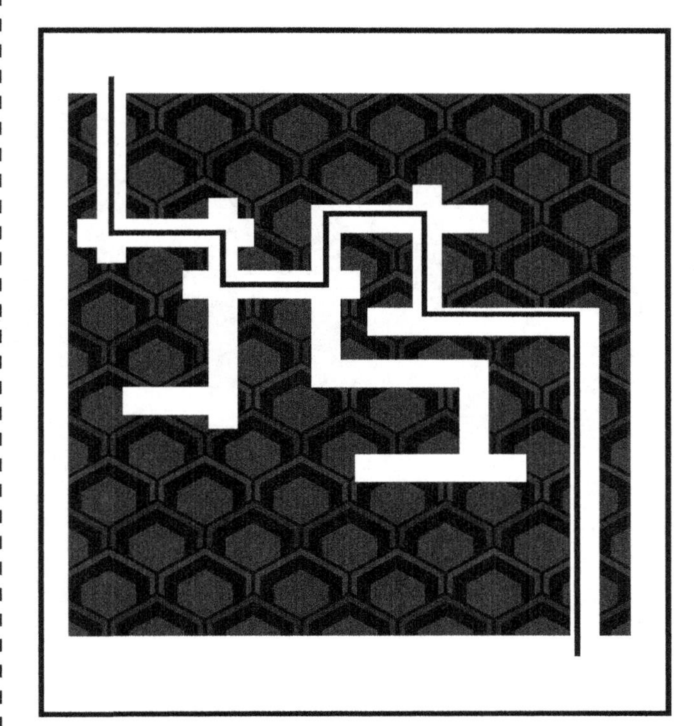

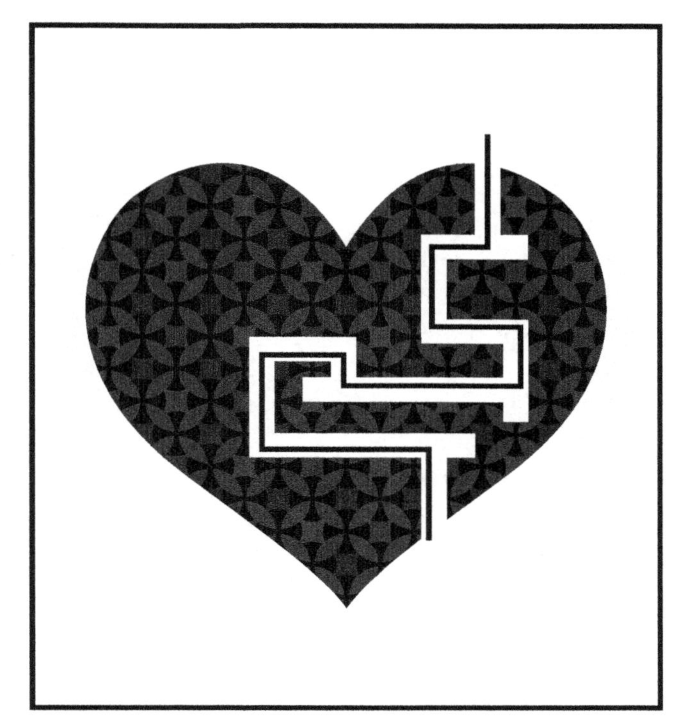

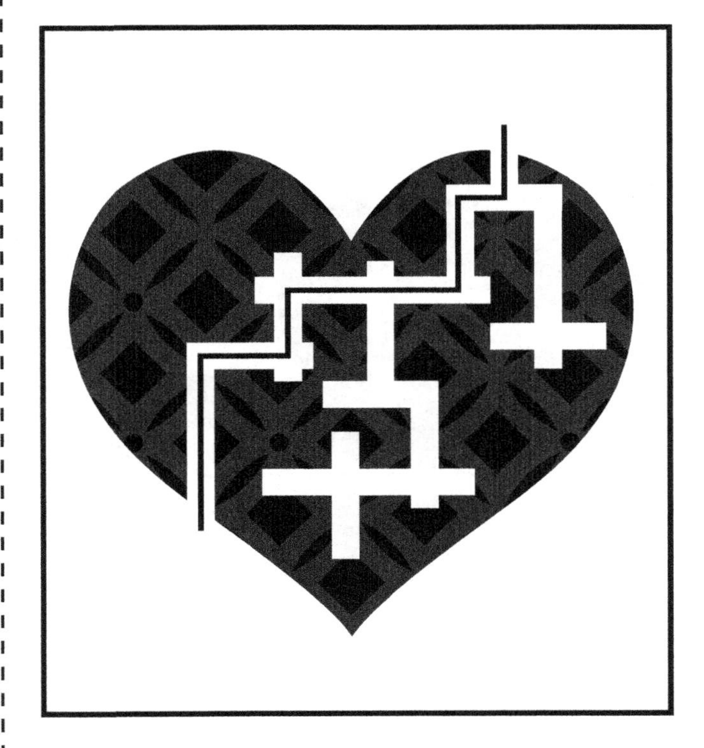

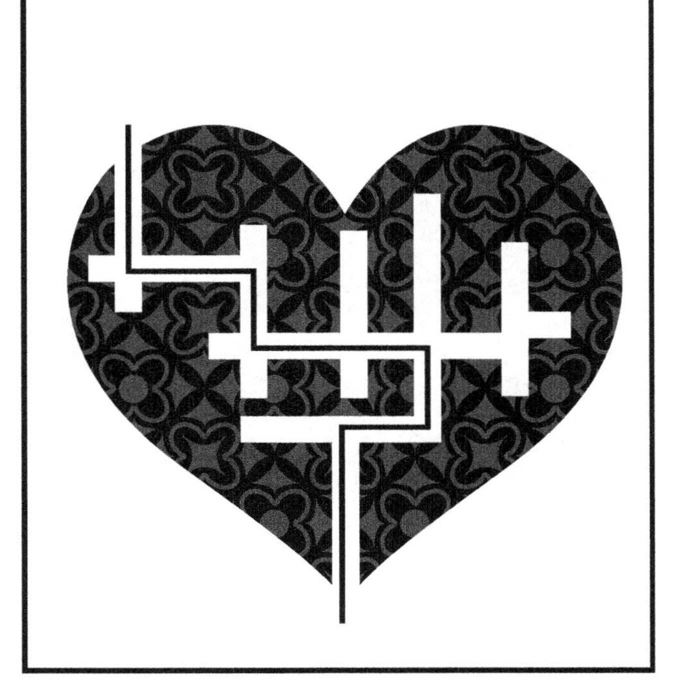

THE ANSWERS

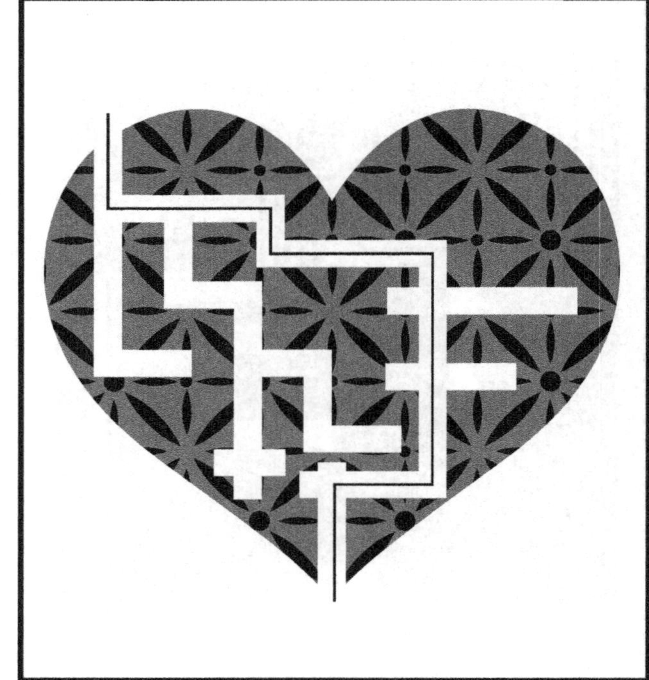

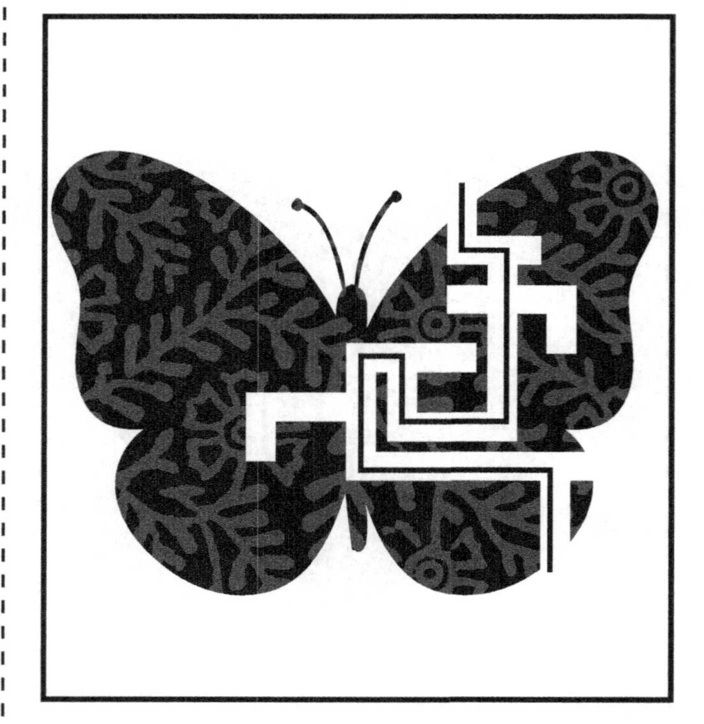

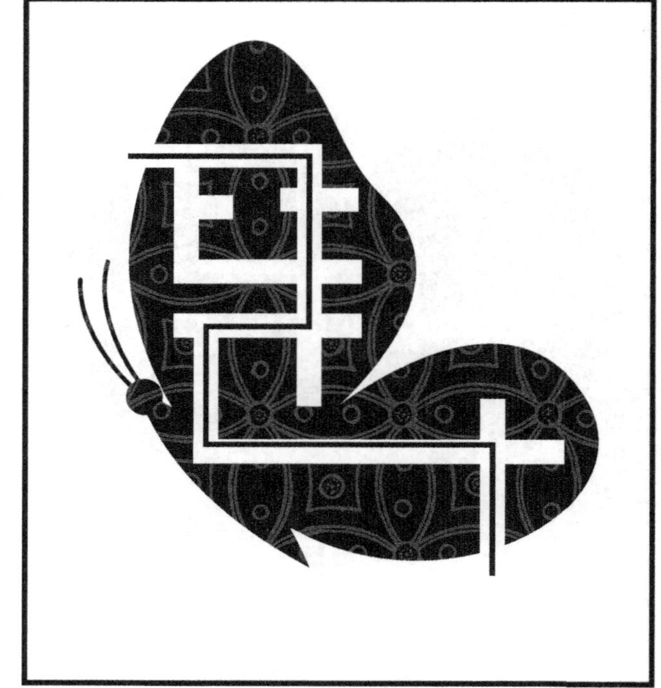

THE ANSWERS

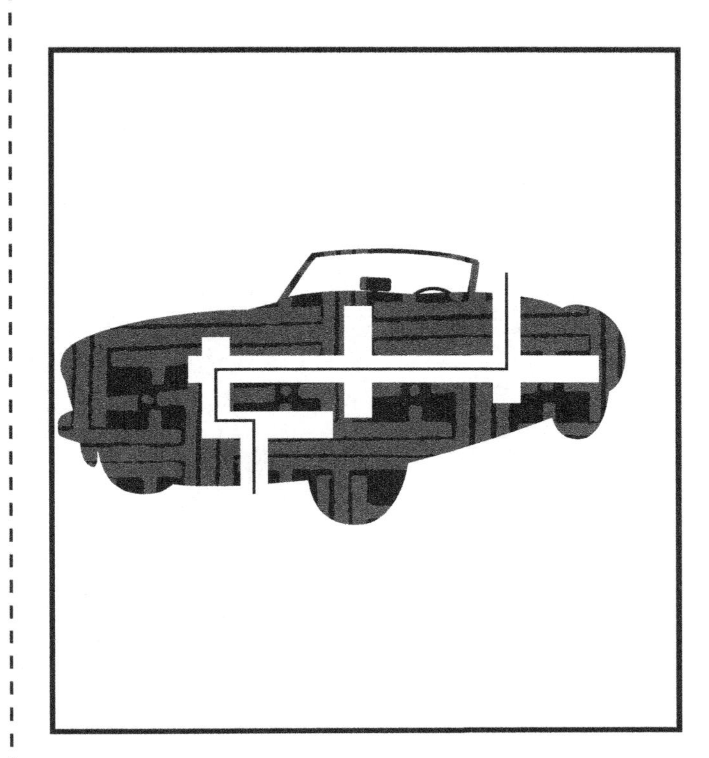

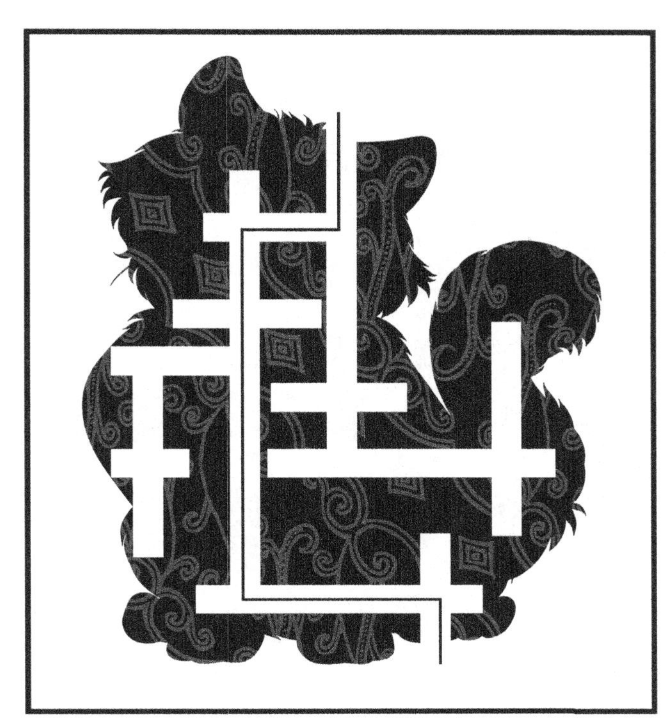

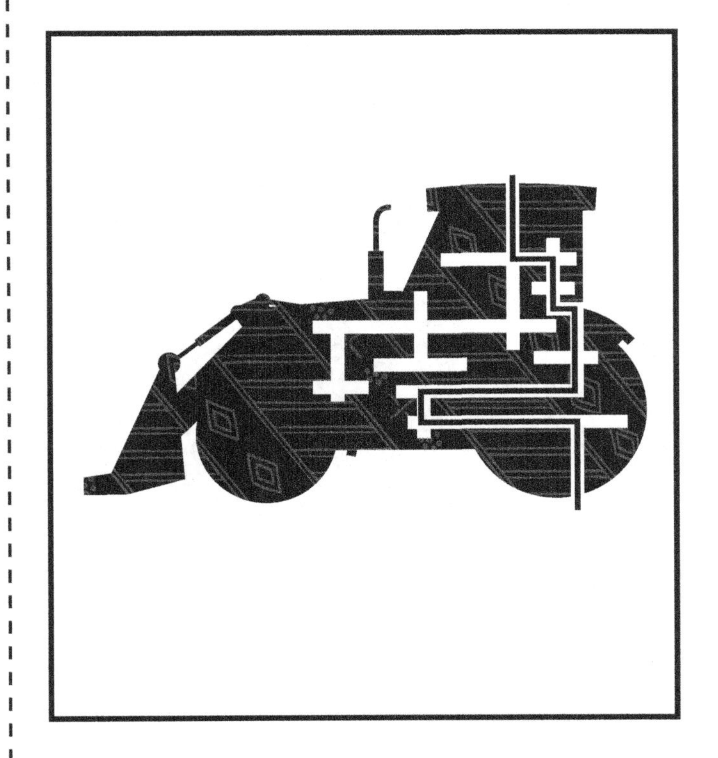

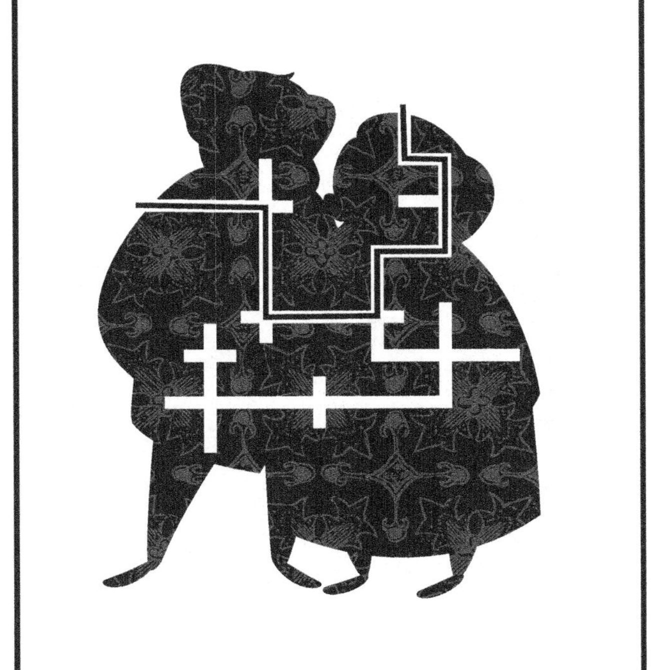

MAZES

THE ANSWERS

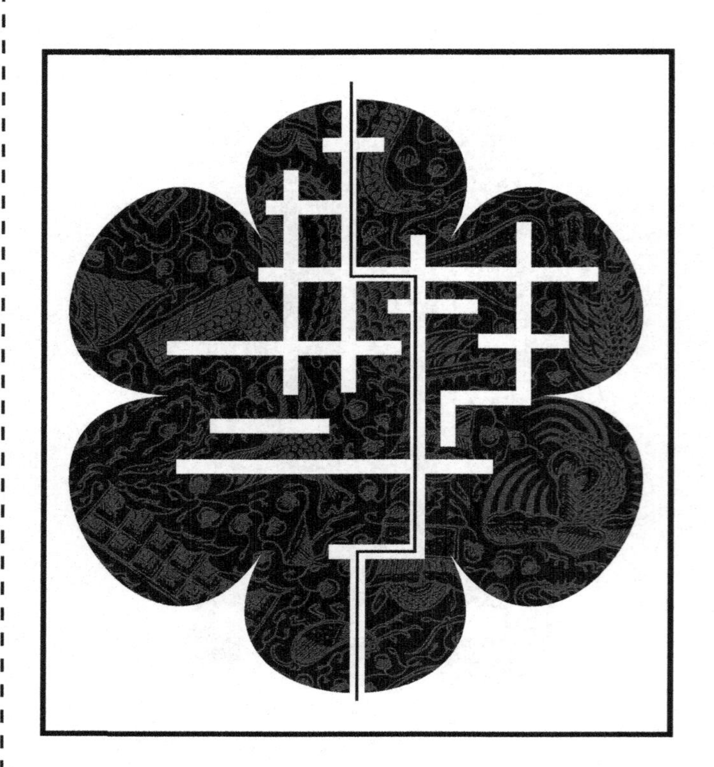

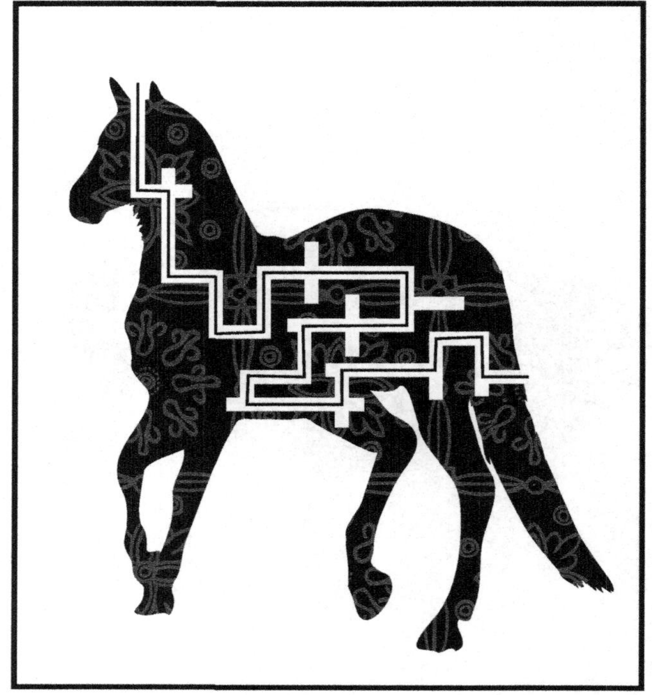

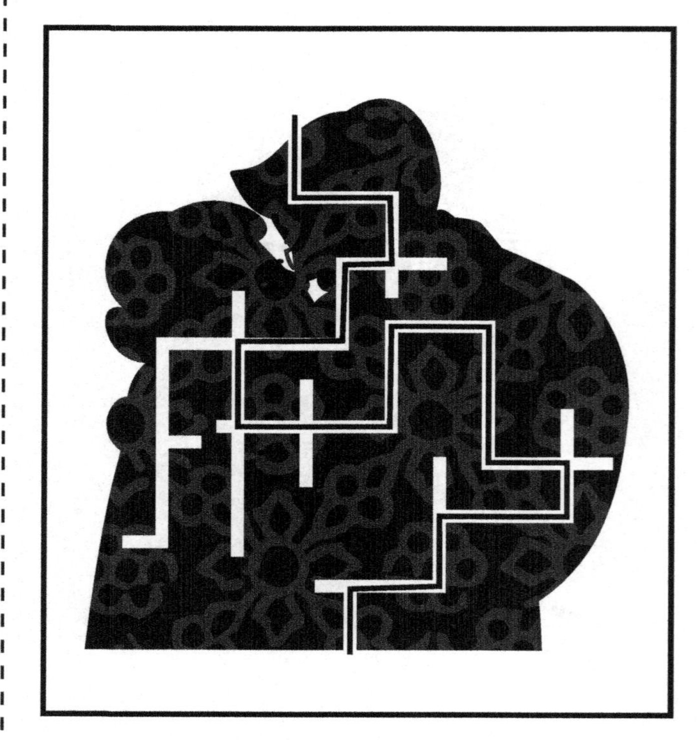

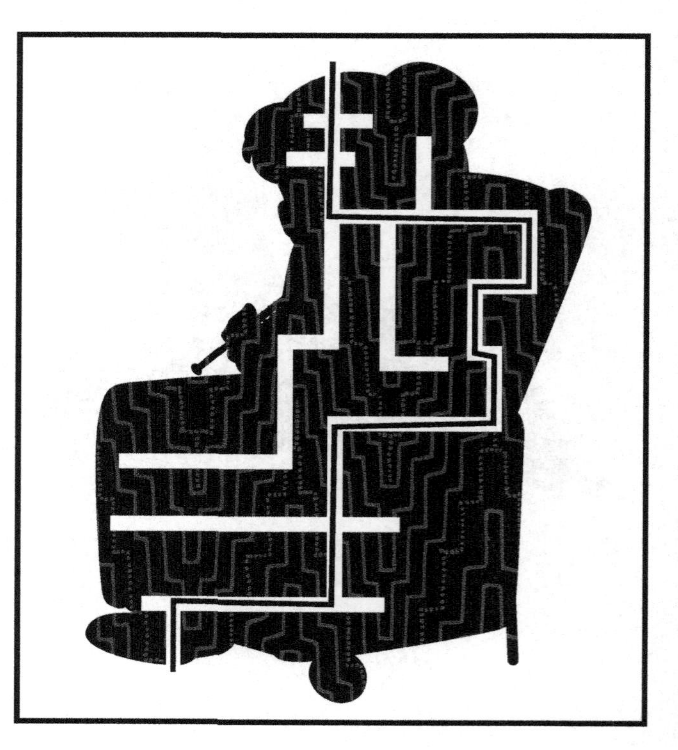

FIND THE DIFFERENCES

THE ANSWERS

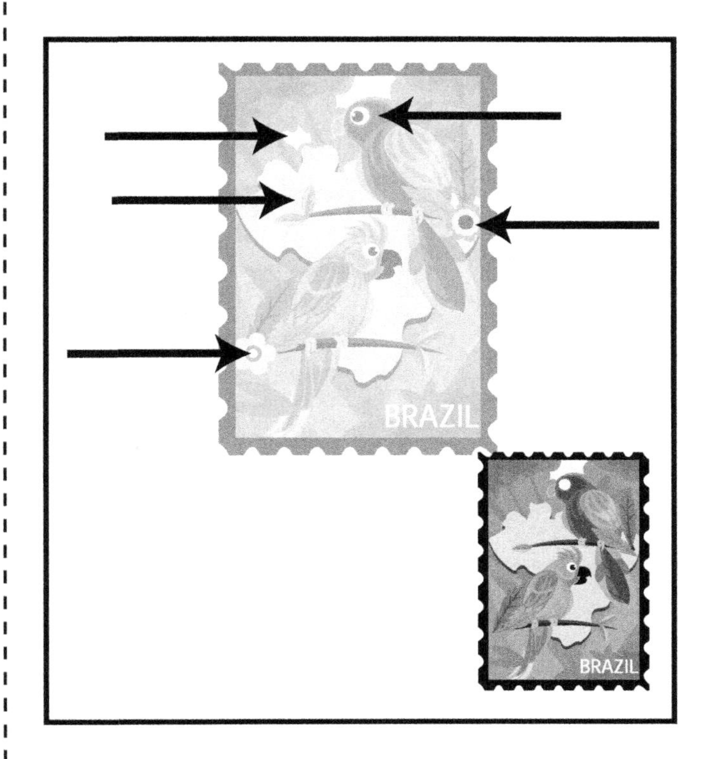

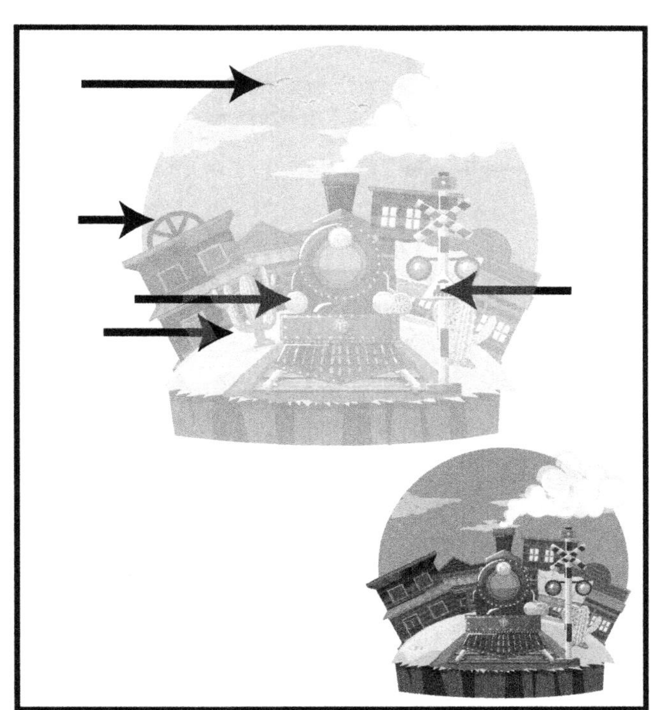

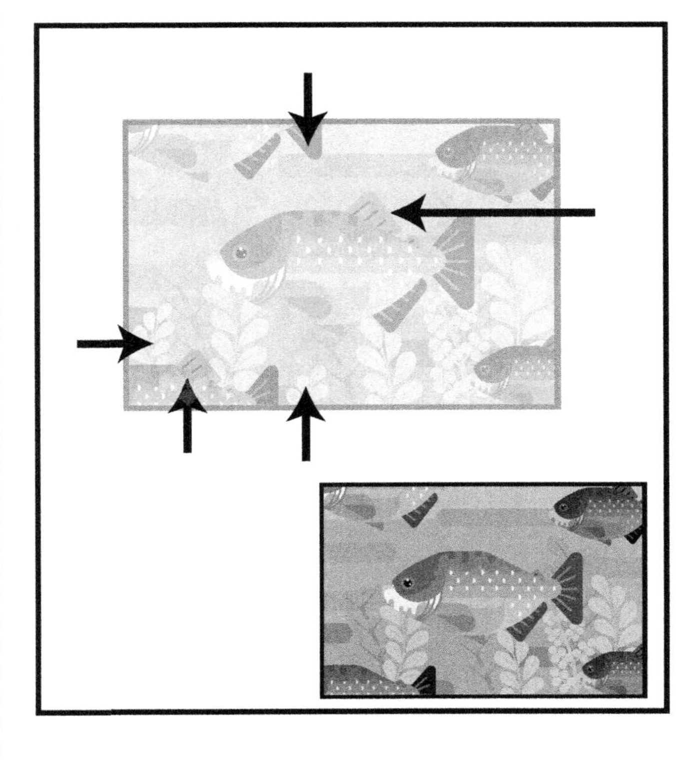

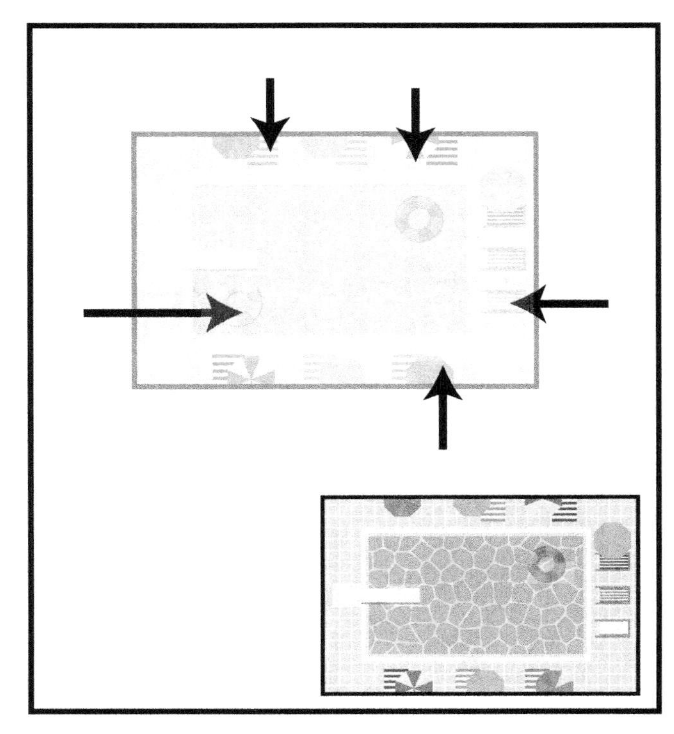

FIND THE DIFFERENCES

THE ANSWERS

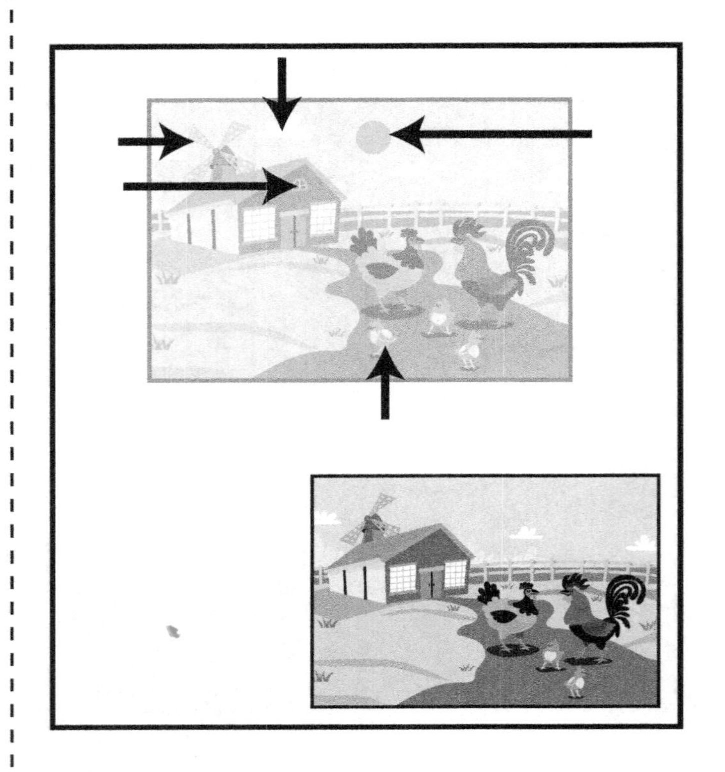

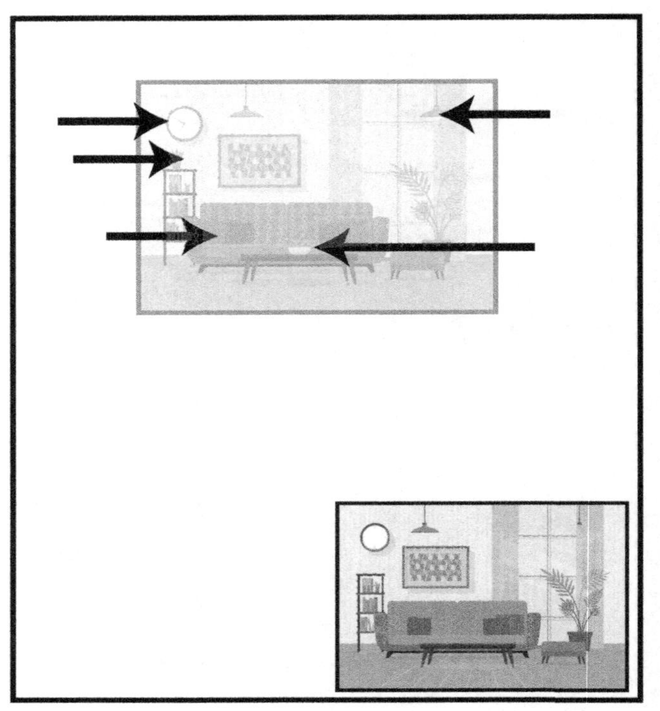

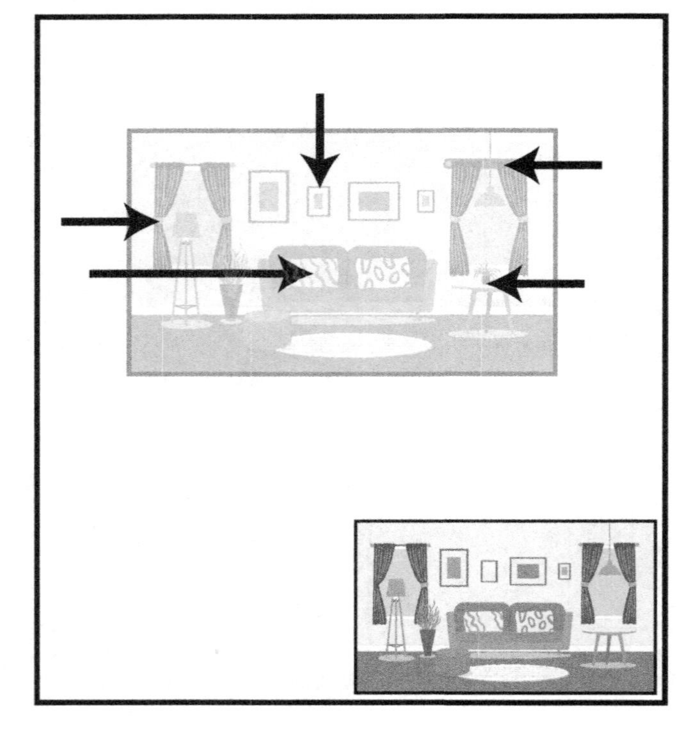

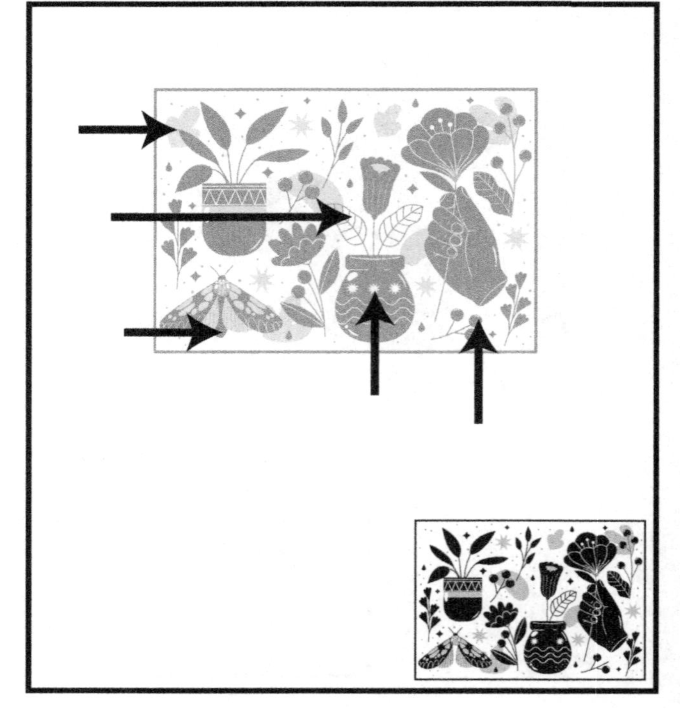

FIND THE DIFFERENCES

THE ANSWERS

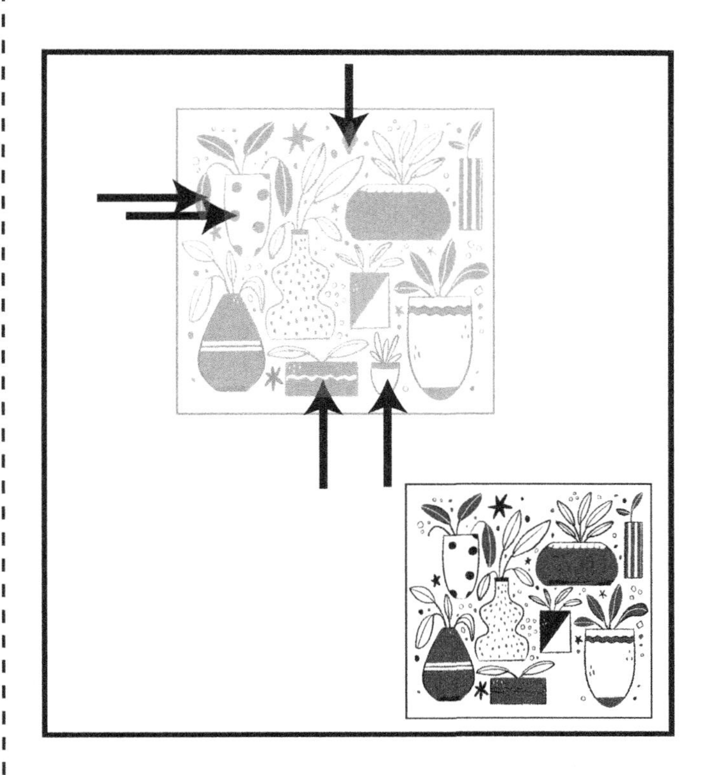

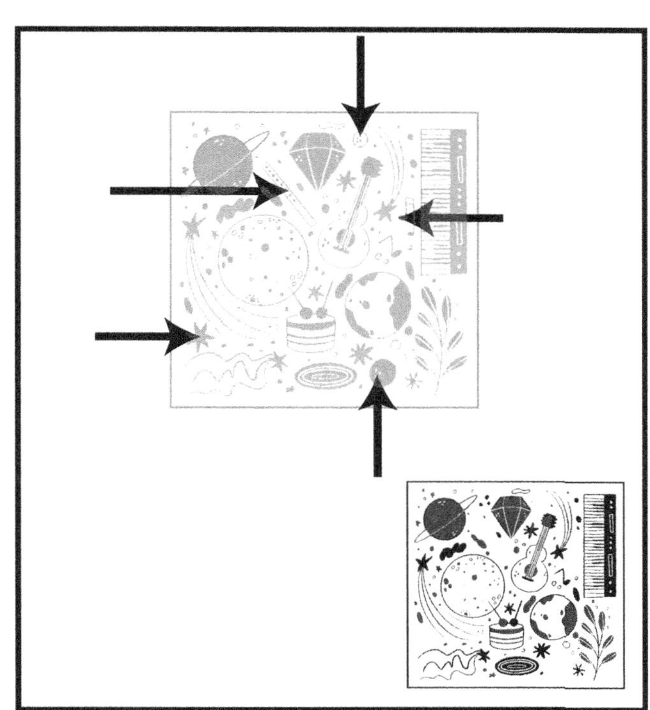

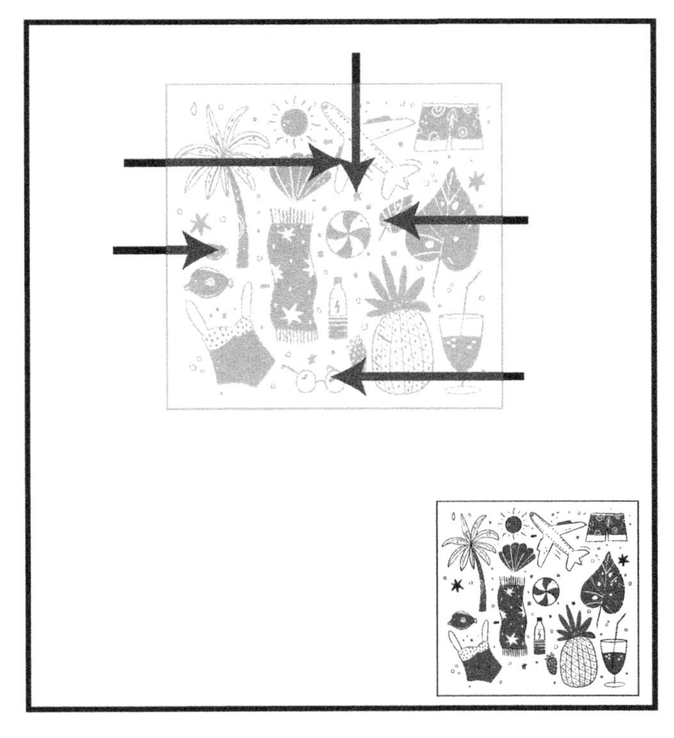

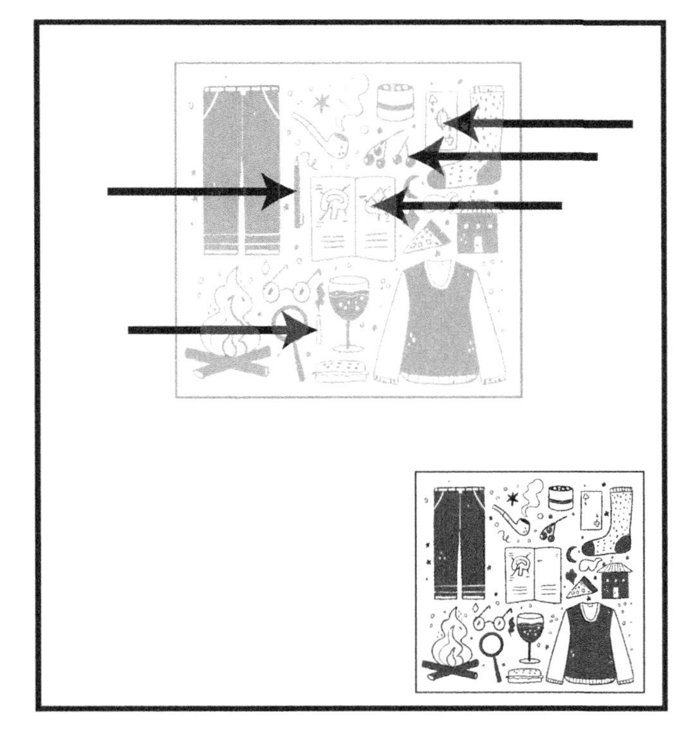

FIND THE DIFFERENCES

THE ANSWERS

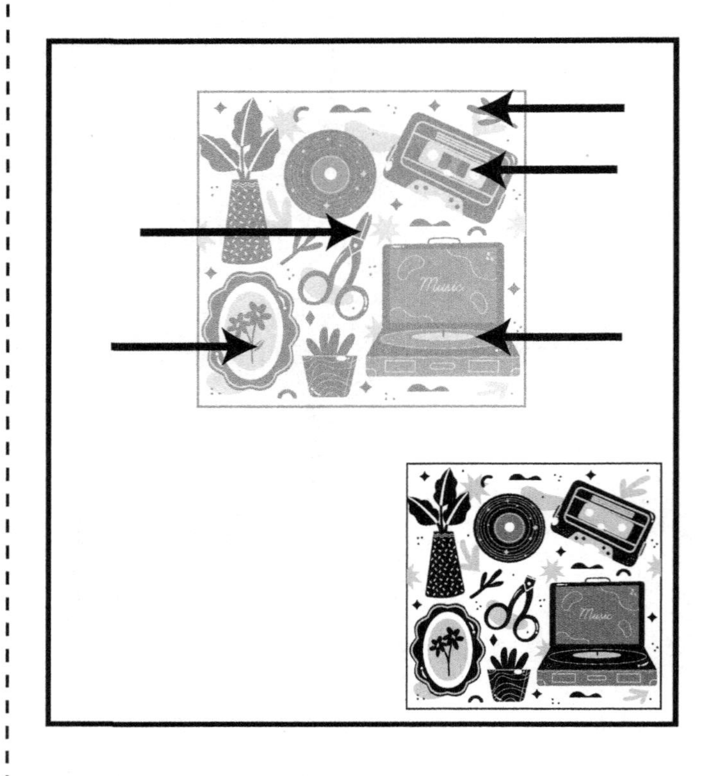

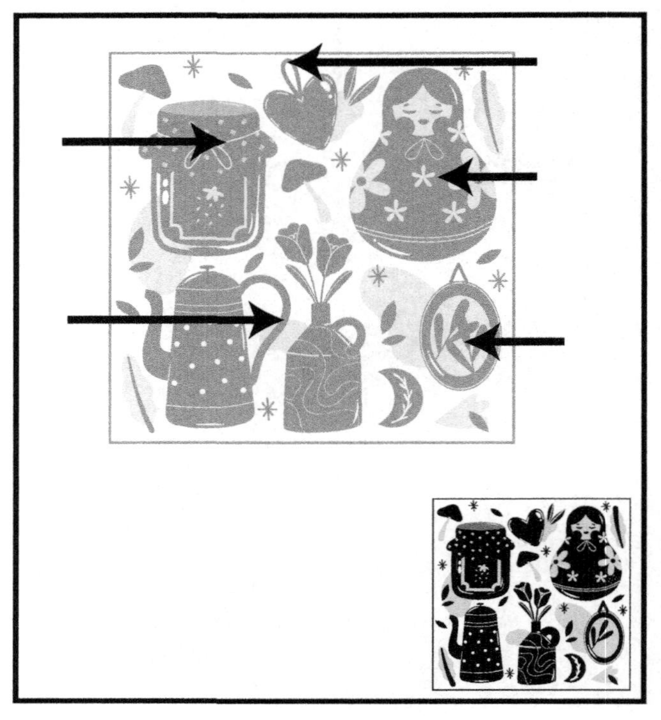

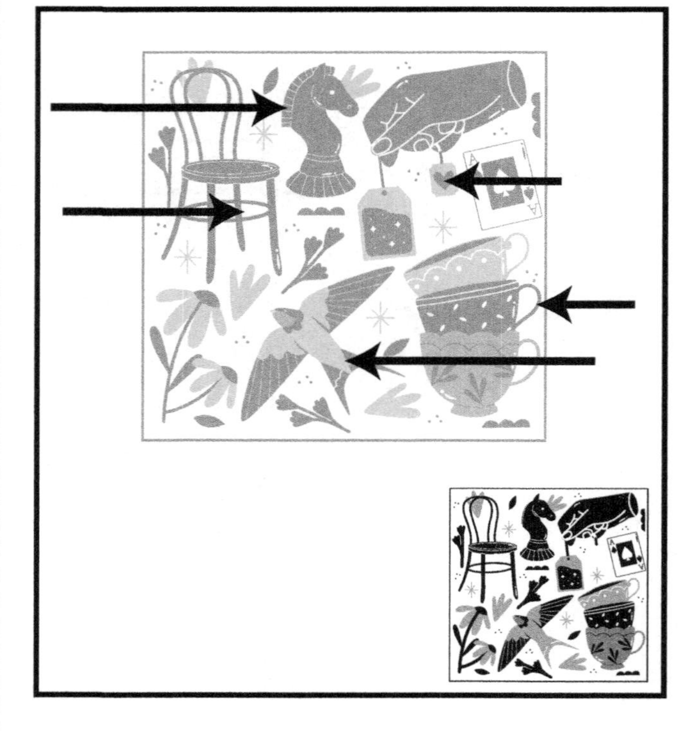

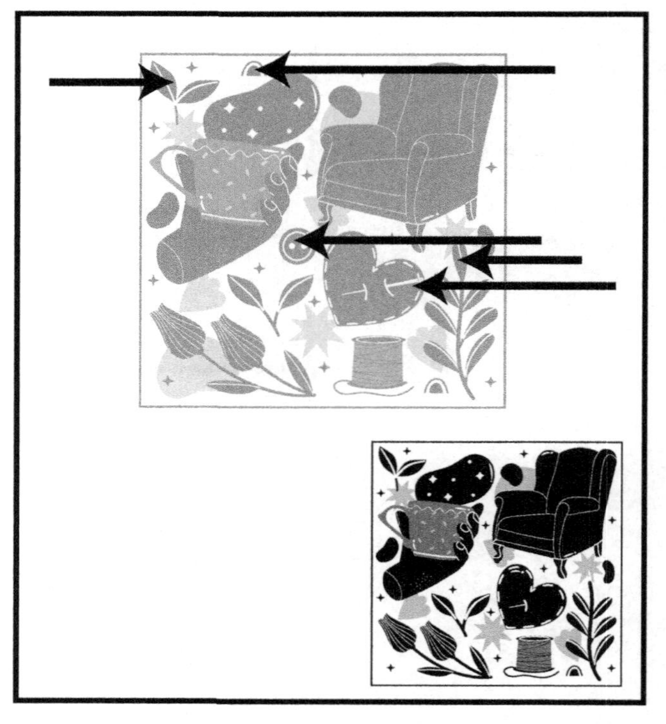

FIND THE DIFFERENCES

THE ANSWERS

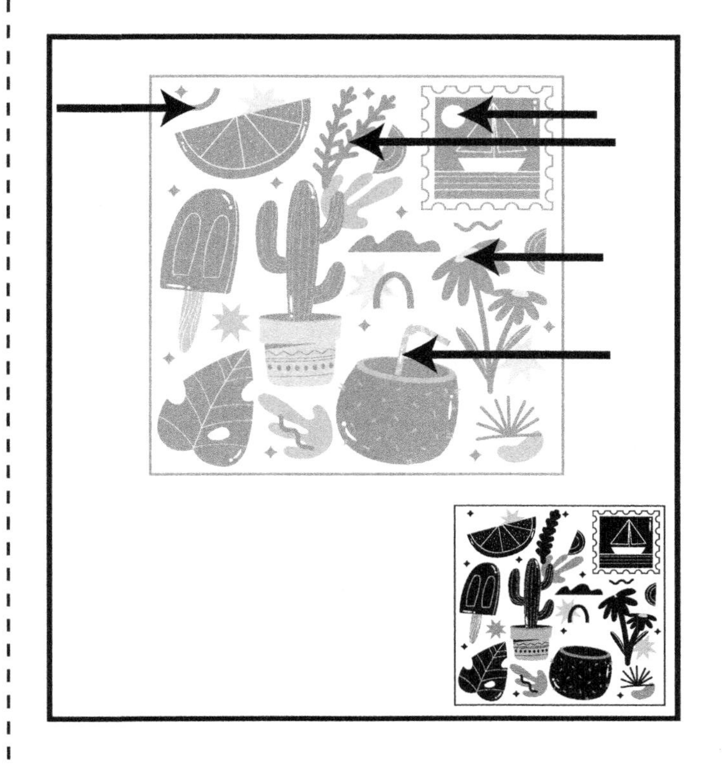

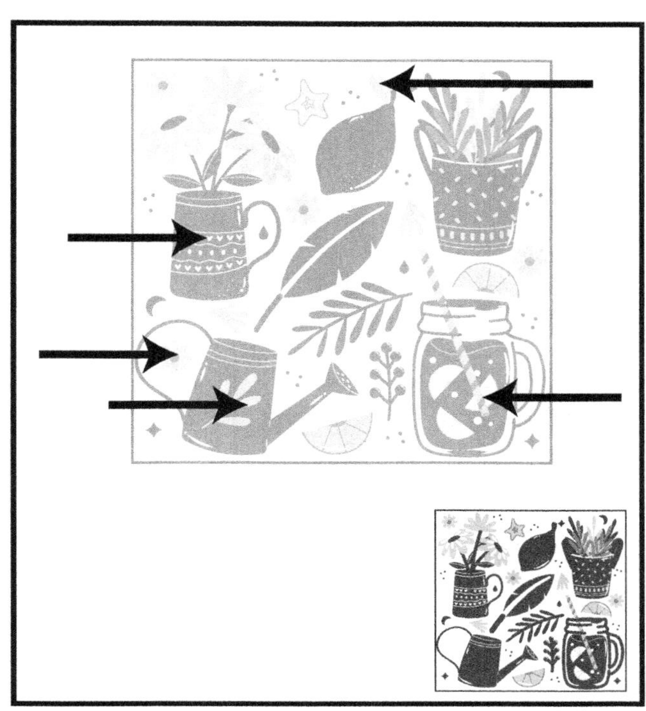

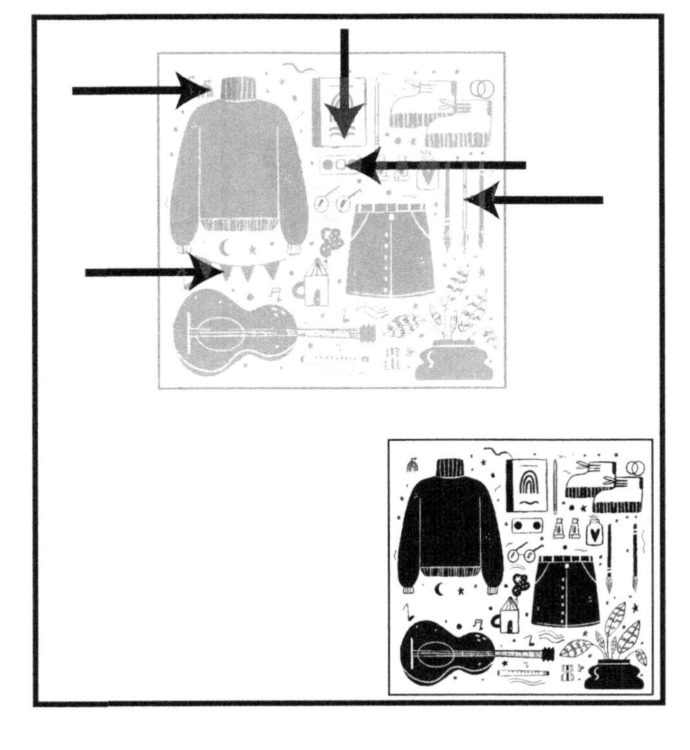

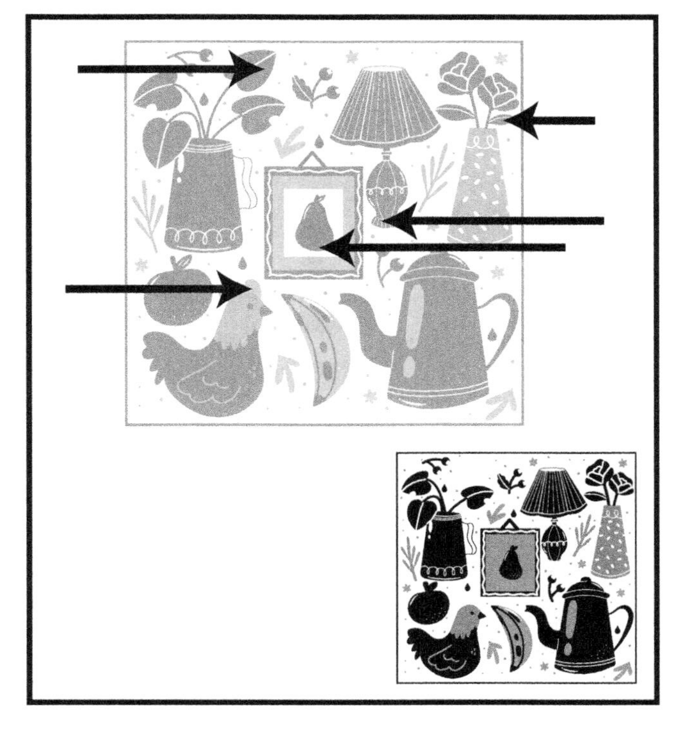

THE ANSWERS

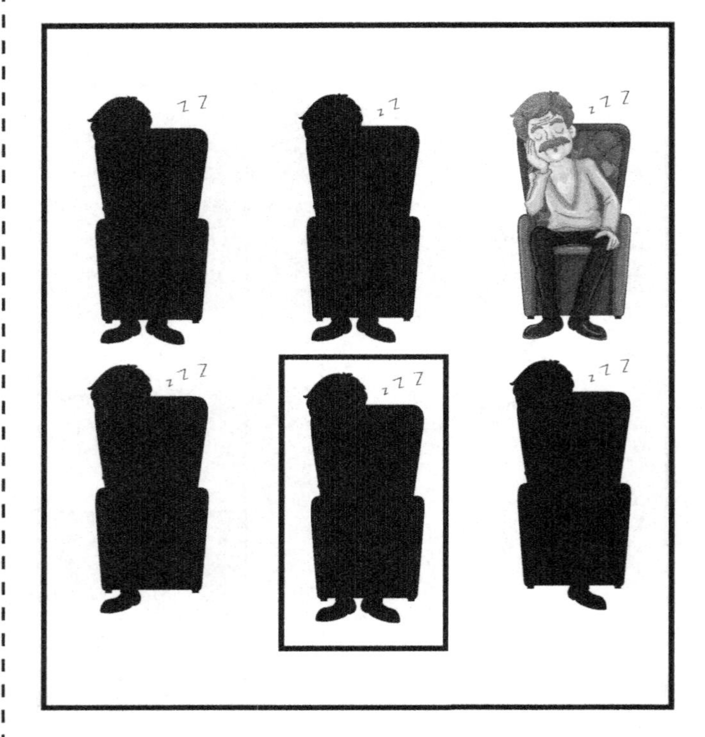

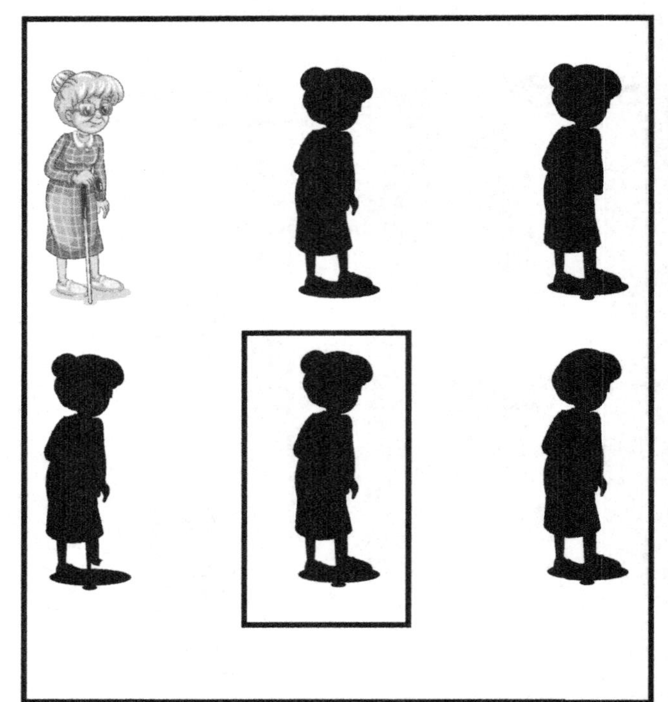

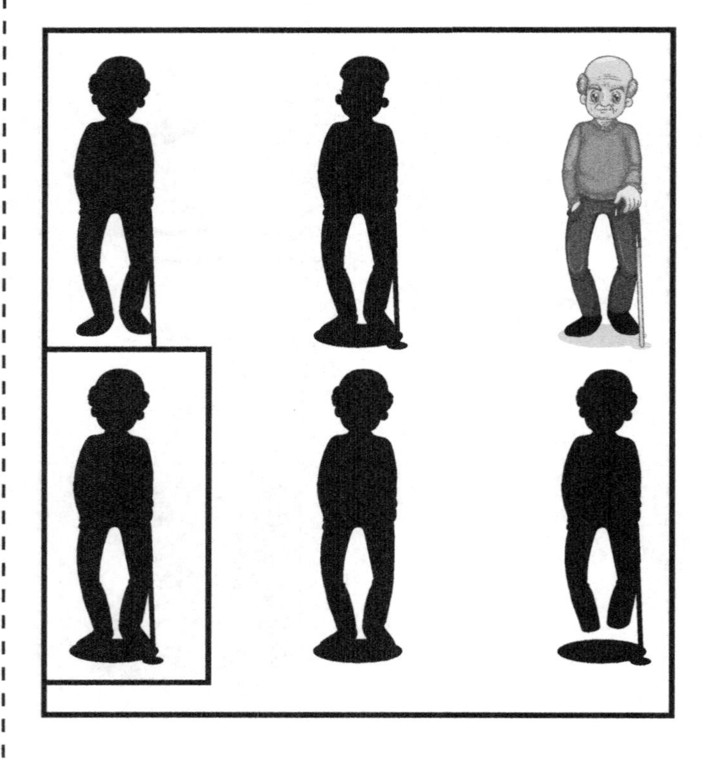

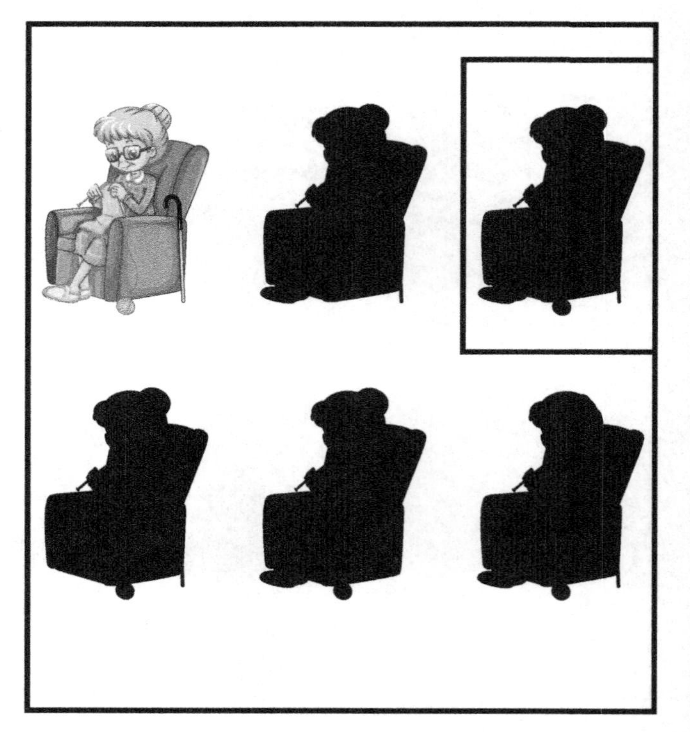

SHADOW FINDER

THE ANSWERS

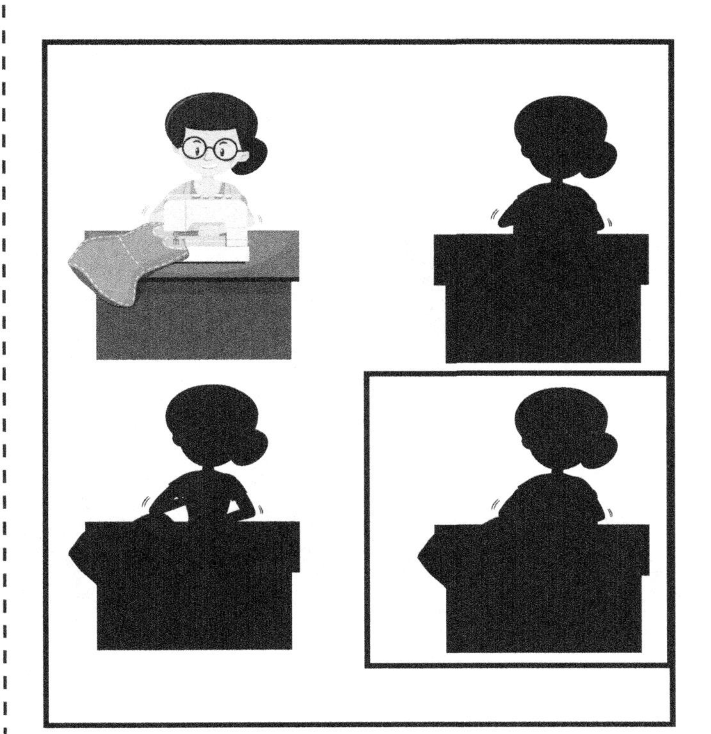

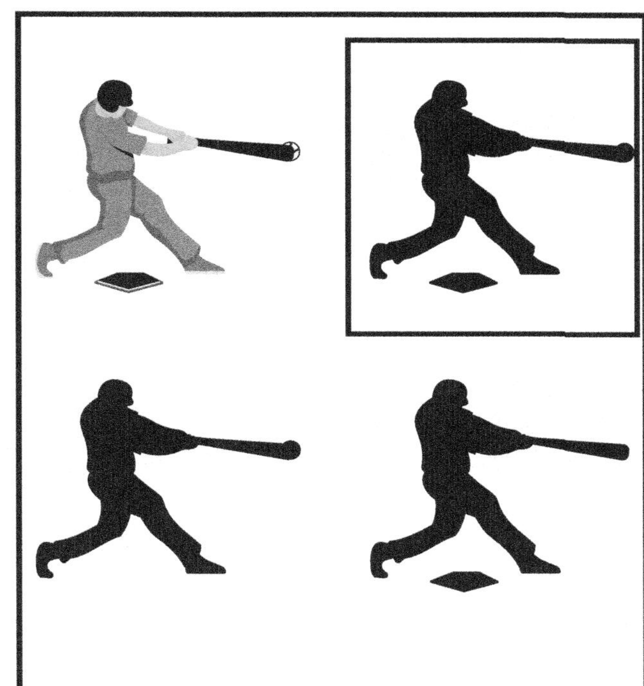

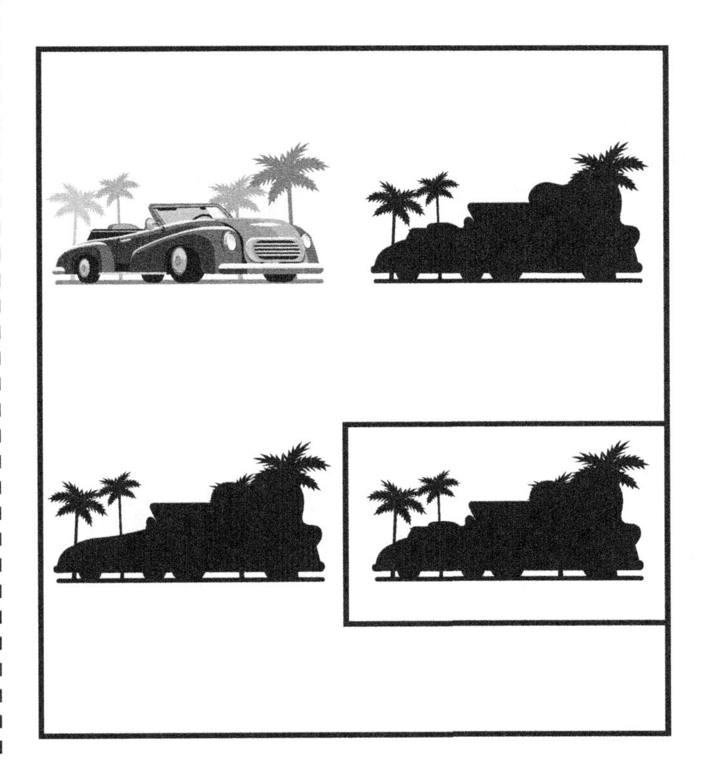

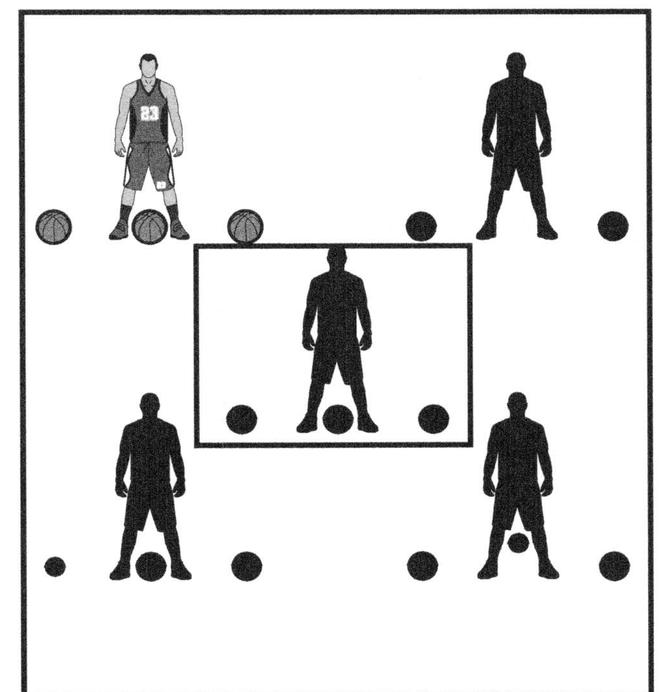

SHADOW FINDER

THE ANSWERS

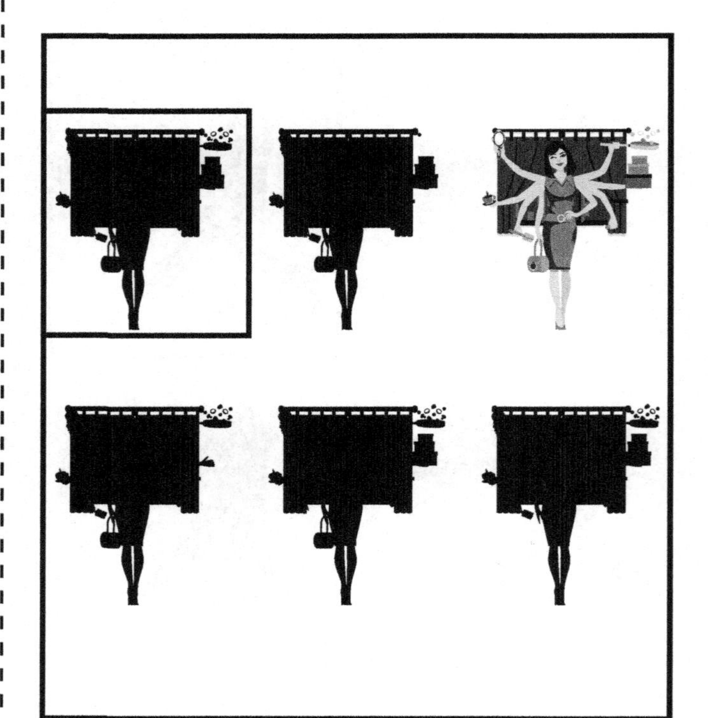

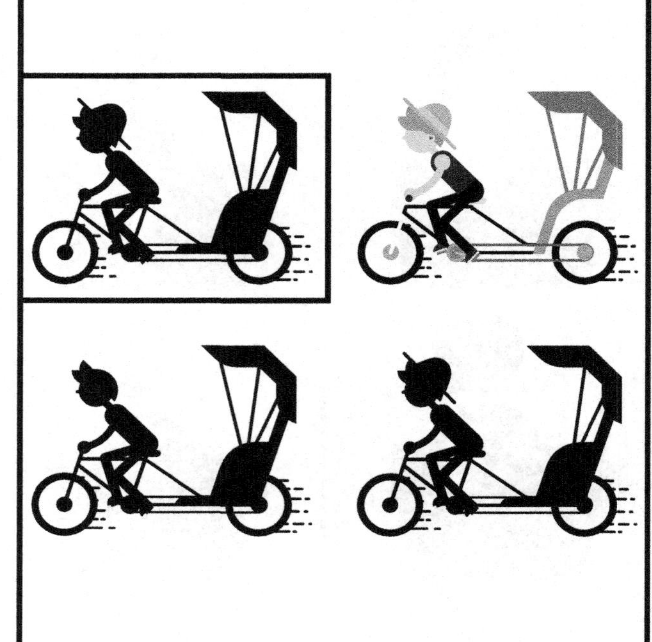

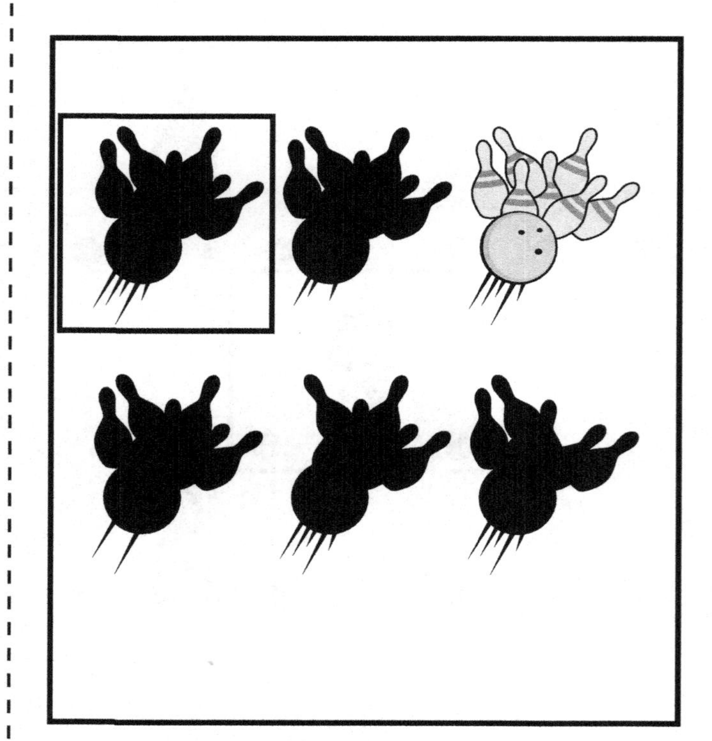

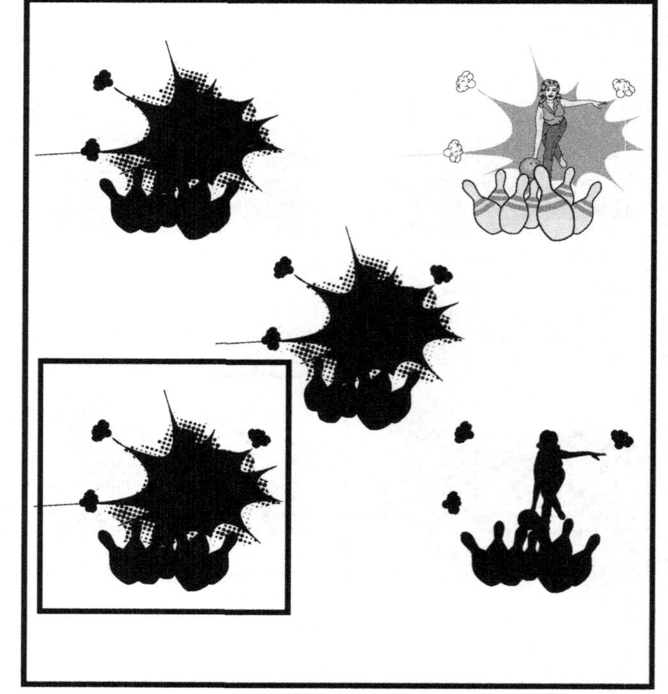

SHADOW FINDER

THE ANSWERS

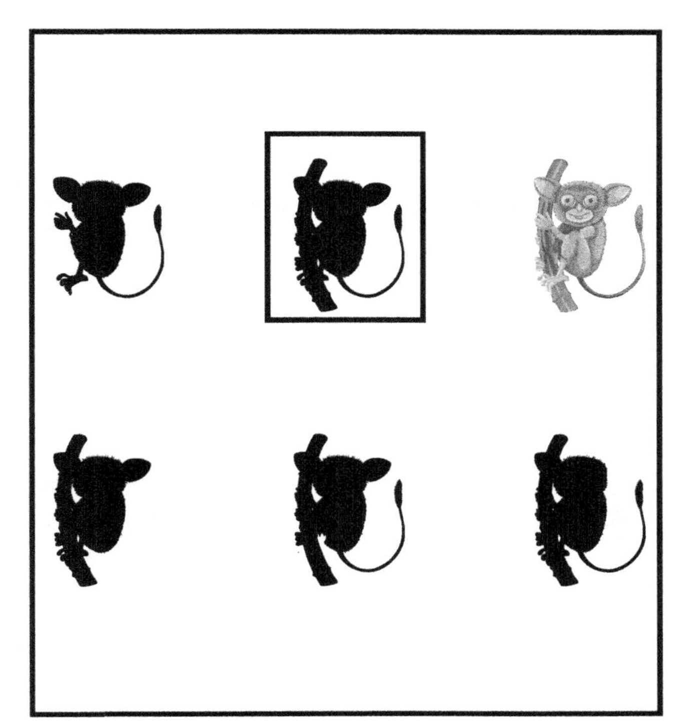

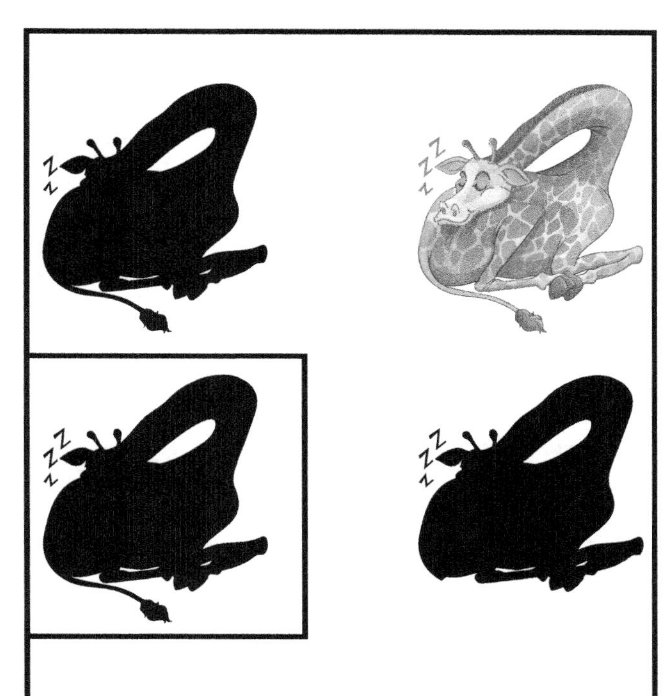

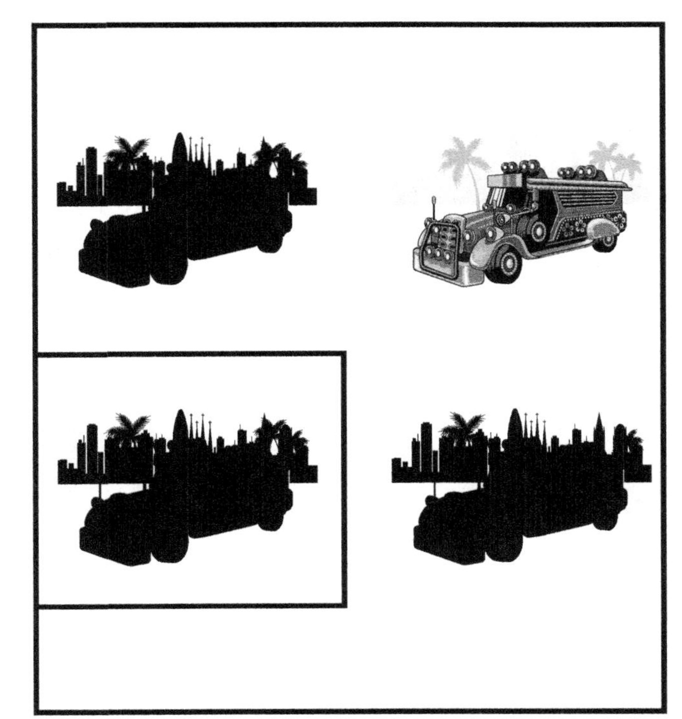

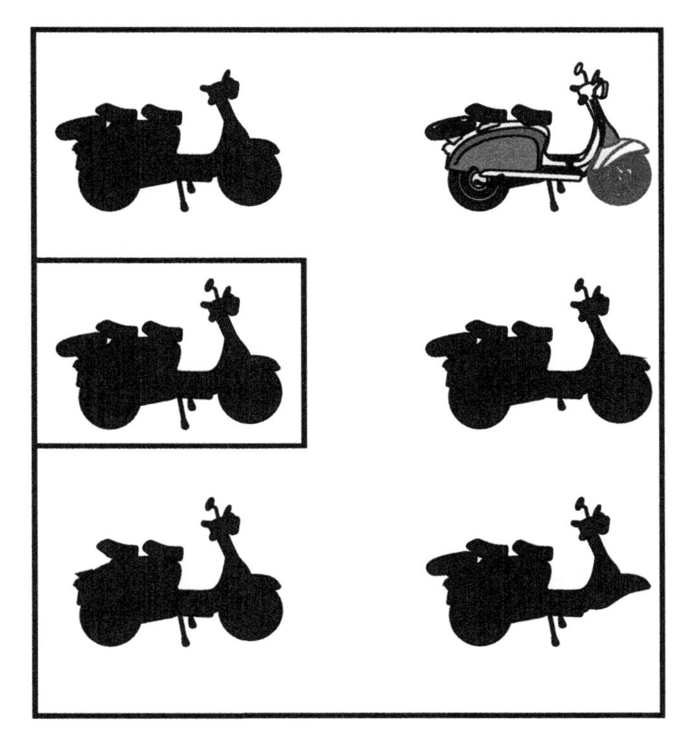

SHADOW FINDER

THE ANSWERS

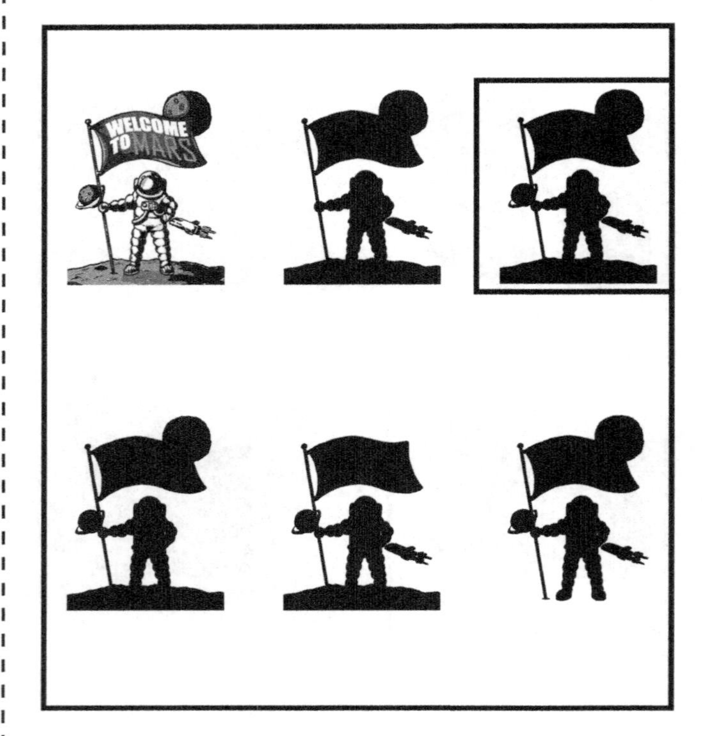

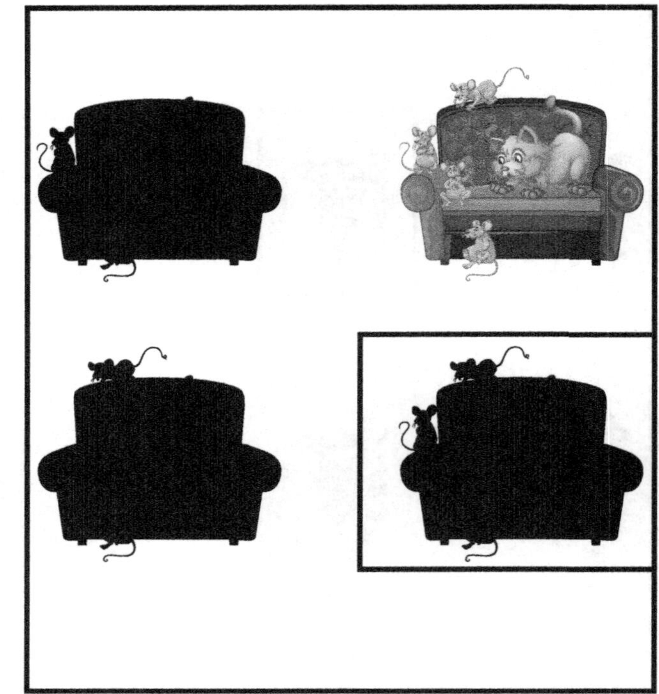

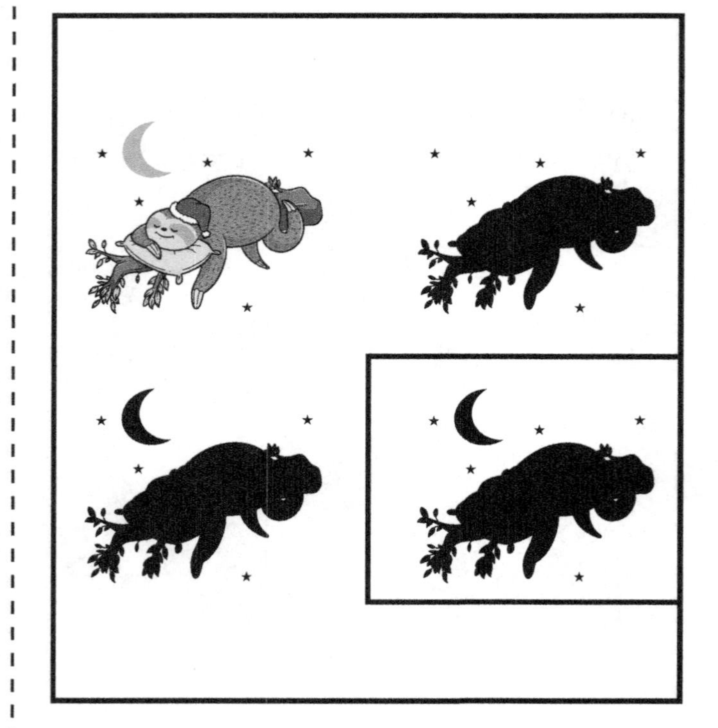

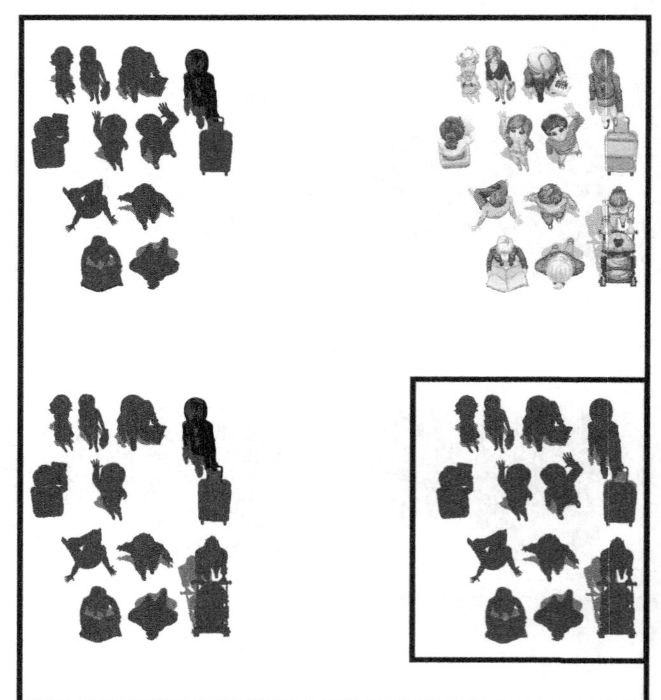

Share the Book

Make a list of people who need to solve these puzzles and then circulate this book when you're done. Add a few names, then pass it on (cross yourself off the list before you do)

Please return this to:

Steven Visual Puzzles Press

If you enjoy this book you might also be interested in our other puzzle books:

available on Amazon

ALL▾ **Steven Visual Puzzles Press** 

Printed in Great Britain
by Amazon